"十四五"时期国家重点出版物出版专项规划项目

血液病诊治科普丛书

医话 人体血液系统

YIHUA RENTI XUEYE XITONG

丛书总主编　张　曦　黄晓军　吴德沛　胡　豫

主　　编　彭贤贵　王建中　熊静康

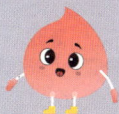

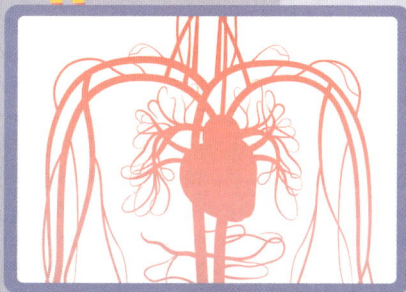

重庆大学出版社

图书在版编目(CIP)数据

医话人体血液系统 / 彭贤贵，王建中，熊静康主编 .
重庆：重庆大学出版社，2025. 5. -- (血液病诊治科普
丛书). -- ISBN 978-7-5689-4930-9

Ⅰ. R552-49

中国国家版本馆 CIP 数据核字第 2025K7Z648 号

医话人体血液系统
YIHUA RENTI XUEYE XITONG

主　编　彭贤贵　王建中　熊静康
副主编　王　平　杨世杰　杨武晨　王　峥
策划编辑：张慧梓　胡　斌
责任编辑：张洁心　　版式设计：胡　斌
责任校对：邹　忌　　责任印制：张　策

*

重庆大学出版社出版发行
出版人：陈晓阳
社址：重庆市沙坪坝区大学城西路 21 号
邮编：401331
电话：(023)88617190　88617185(中小学)
传真：(023)88617186　88617166
网址：http://www.cqup.com.cn
邮箱：fxk@cqup.com.cn(营销中心)
全国新华书店经销
重庆长虹印务有限公司印刷

*

开本：890mm×1240mm　1/32　印张：7.625　字数：158 千
2025 年 5 月第 1 版　　2025 年 5 月第 1 次印刷
ISBN 978-7-5689-4930-9　定价：45.00 元

主任医师，教授，博士生导师。陆军军医大学第二附属医院血液病医学中心主任。军队学科拔尖人才，陆军科技英才，国家科学技术进步奖二等奖、中华医学科技奖一等奖获得者。擅长血液肿瘤的造血干细胞移植与细胞免疫治疗。主编/副主编《医话血液》《HLA不全相合造血干细胞移植》等5部专著。中华医学会血液学分会第十二届委员会副主任委员，中国抗癌协会血液肿瘤专业委员会副主任委员，中国医院协会血液学机构分会副主任委员，中国造血干细胞捐献者资料库第九届专家委员会副主任委员，中国医师协会血液科医师分会常务委员，中国血液病专科联盟副理事长，中国病理生理学会实验血液学专业委员会常务委员，*Blood & Genomics* 杂志主编。

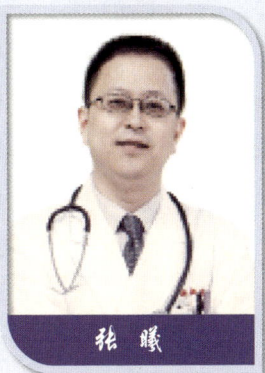

张曦

主任医师，教授，博士生导师。北京大学血液病研究所所长，国家血液系统疾病临床医学研究中心主任。北京大学博雅讲席教授，中国工程院院士，中国医学科学院学术咨询委员会学部委员，法国国家医学科学院外籍院士。世界华人医师协会第四届理事会副会长，中华医学会血液学分会第九届委员会主任委员，中国医师协会血液科医师分会会长，中国中西医结合学会第九届血液学专业委员会主任委员。

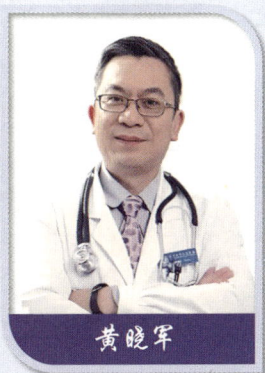

黄晓军

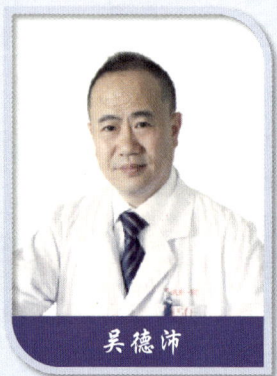

主任医师，教授，博士生导师。苏州大学附属第一医院血液科主任，国家血液系统疾病临床医学研究中心常务副主任。长期从事血液系统疾病的临床工作，致力于恶性血液肿瘤的精准诊疗。中国人民政治协商会议全国委员会委员，中华医学会血液学分会第十一届主任委员。

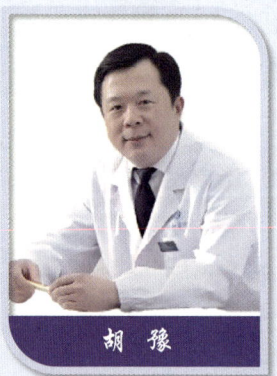

吴德沛

主任医师，教授，博士生导师。华中科技大学血液病学研究所所长，生物靶向治疗教育部重点实验室主任。国家重点学科带头人，卫生部有突出贡献中青年专家，国家杰出青年科学基金、国家科学技术进步奖二等奖、全国创新争先奖、全国教书育人楷模、何梁何利基金奖等获得者。中华医学会血液学分会第十二届委员会主任委员、血栓与止血学组组长，中华医学会内科学分会常务委员，中国医师协会血液科医师分会副会长，国际血栓与止血学会教育委员会委员，亚太血栓与止血学会常务委员，*Journal of Thrombosis and Haemostasis* 副主编，*Thrombosis Research* 副主编，《临床急诊杂志》主编，《中华血液学杂志》副主编，《中国医院管理》副主编。

胡 豫

主编简介

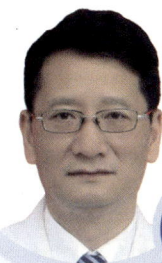

主任技师，教授。陆军军医大学第二附属医院血液病医学中心，血液病智能诊断中心主任，重庆市人工智能细胞影像工程研究中心副主任。从事血液病实验诊断工作 40 余年，擅长骨髓细胞形态学、骨髓病理诊断及 MICM 分型综合诊断的临床应用。担任中国抗癌协会血液肿瘤专业委员会病理工作组委员、中国非公立医疗机构协会病理学专业委员会委员、中国研究型医院学会分子诊断医学专业委员会临床分子检验学组委员、中国白求恩研究会检验分会细胞形态学组副主任委员等学术任职。

彭贤贵

主任医师，教授。北京大学第一医院，美国弗吉尼亚大学医学院高级访问学者。从事实验诊断学、临床血液学检验诊断的医疗、教学和科研工作 40 余年，擅长临床血液学检验诊断和临床流式细胞分析与应用，对疑难造血与淋巴组织肿瘤及相关疾病、血小板病及相关疾病的检验诊断有丰富的临床经验。兼任中国医师协会检验医师分会第三、四届常委及第一届造血与淋巴组织肿瘤检验医学专家委员会主任委员，世界华人检验与病理医师协会第一届常委等。

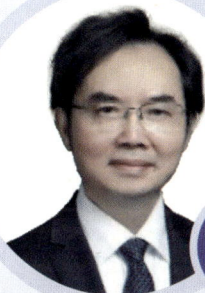

王建中

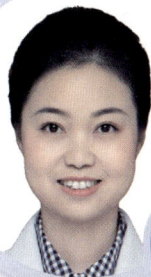

中级经济师。陆军军医大学第二附属医院血液病医学中心行政助理。主要从事医疗人文学科建设以及科普工作的宣传推广工作，提倡"有温度的医疗"。为学科引进"新阳光病房学校"，让血液肿瘤患儿在院期间也能享受到上学的快乐，治疗结束后更容易融入社会。主编《医话血液》，受中央军委推荐荣获科技部"全国优秀科普作品"称号，并于 2023 年获评重庆市优秀科技成果。

熊静康

丛书序一

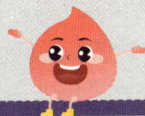

近年来，我国的血液病发生率和确诊人数正在逐步上升，2024年全国癌症报告统计数据显示：截至2022年，中国血液病患者人数为400万~500万。随着中国老龄化社会的到来，患者人数仍可能进一步增加，血液肿瘤（如淋巴瘤、白血病、多发性骨髓瘤等）已成为威胁人民生命安全与身体健康的重大疾病。

党的十八大以来，以习近平同志为核心的党中央把维护人民健康摆在更加突出的位置，将健康中国的建设上升为国家战略，确立了新时代卫生与健康工作方针，努力全方位、全周期地保障人民健康。习近平总书记指出，现代化最重要的指标还是人民健康，这是人民幸福生活的基础。

血液病种类繁多，病情复杂，包括但不限于白血病、淋巴瘤、骨髓瘤、再生障碍性贫血、地中海贫血、弥散性血管内凝血、血小板减少症、骨髓增生异常综合征等。民众普遍缺乏对血液病的认知，导致了两方面的问题：一方面，患者往往缺少血液病筛查的意识，从而错失了早期诊断治疗的最好时机；另一方面，在后期治疗中，患者又可能因依从性不够而影响治疗的规范化。因此，对于如何提升民众对血液病的科学认识，科普就显得格外重要。此外，中华人民共和国成立后，在历代中国血液人传承、创新的不懈努力下，我国血液病诊治水平得到大幅提升，例如急性早幼粒细胞白血病诱导分化治疗、"北京方案"单倍体造血干细胞移植等创新技术已赢得国际认可，并跻身世界一流临床方案的梯队，这些成绩和进展也应该通过科普传播让国人知晓。

习近平总书记强调，科技创新、科学普及是实现创新发展的两翼。近年来，我国血液病医务工作者编写了多种科普书籍，从独特的科学视角和丰富的临床层面对常见血液病防治进行了讲解。然而截至目前，我国尚缺乏一套具有整体规划和系统阐述血液病诊防治的科普丛书。基于此，陆军军医大学第二附属医院（新桥医院）、北京大学人民医院、华中科技大学同济医学院附属协和医院和苏州大学附属第一医院在"十四五"时期国家重点出版物出版专项规划项目的支持下共同组编了这套"血液病诊治科普丛书"。

该套丛书共分为六册，从血液系统的基本构成解析了血液病的发生发展机制，分类阐述了各种血液病。采用基础讲解、一问一答、案例示范等多种形式，力图通过通俗易懂的语言和生动形象的插图，站在大众角度将临床诊治中遇到的常见问题娓娓道来，力求将专业的血液病医学知识转化为通俗易懂、能被普通人接受的常识，科学且实用地介绍了血液病诊、治、防相关的"三级预防"相关知识。希望这套丛书能给广大患者提供从血液病的认识、预防、早期筛查到规范诊疗、康复管理的全方位指导和服务。

陆军军医大学第二附属医院血液病医学中心张曦团队长期致力于血液病科普防治工作的宣传和普及，其团队主编的《医话血液》（2022年全国优秀科普作品）为该套丛书的编写打下了坚实基础。

个人的健康是立身之本，人民的健康是强国之基。相信该套丛书的出版将增强全民血液病防治意识，提高我国患者及其家属关于血液病的总体认识，降低血液病的发病率，促进患者执行规范化治疗，节约社会卫生资源，提升我国人民的整体健康水平，推动实现健康中国的战略目标。

期待丛书早日出版，期望血液病患者早日恢复健康！

黄晓军

中国工程院院士
中国医师协会血液科医师分会会长
北京大学血液病研究所所长
国家血液系统疾病临床医学研究中心主任

丛书序二

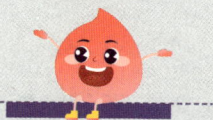

生命是如此美丽，也是如此脆弱。

有一种血液病如同暗夜幽灵，可以悄无声息地威胁人们的身体健康，它来势凶猛，短期即可威胁生命，它就是恶性血液病——那个让人闻之色变的"杀手"血癌。在我国，每分钟就有2人被确诊为恶性血液病，这不仅是一个数字，更意味着一个个可能消逝的鲜活生命，其背后也是一个个家庭的破碎。每当提及"血癌"这个字眼，空气中似乎都弥漫着压抑与不安，然而你可知道，面对这样的"敌人"，在现代医学高度发展的今天，我们并非束手无策，最大限度地避免和减轻血液病的危害，已成为每位医务工作者应尽的责任。

对于血液病，世界卫生组织早已为我们点亮了一盏明灯，提出了"三个三分之一"的宝贵观念：有三分之一的血液病是可以通过我们的努力预防的；有三分之一的血液病，如果能在早期被发现，那么治愈的希望就会大大增加；剩下的三分之一，即便无法完全治愈，也可以通过科学的治疗手段为患者减轻痛苦、延长生命。这三个三分之一，就像三道坚固的防线，守护着人们的健康。然而，对于血液病的发生情况和诊治现状大多数人并不了解，一旦有人得病，患者和家属均表现出失措和茫然，甚至做出错误的医疗选择。

习近平总书记强调，科技创新、科学普及是实现创新发展的两翼。加快推进健康中国建设，提倡科普先行是非常重要的环节。结合国内尚缺乏全面系统的血液病科普著作的现状，在"十四五"时期国家重点出版物出版专项规划项目的支持下，陆军军医大学第二附属医院血液病医学中心、北京大学人民医院、华中科技大学同济医学院附属协和医院血液病学研究所、苏州大学附属第一医院共同组编了本套血液病诊治科普丛书。丛书中的每一册针对具体疾病种类，如同一把钥匙，帮助大家打开了了解血液病的大门。从"血液病是什么"这个最基本的问题开始，到"如何预防血液病""如何早期诊断"这些实用的科普知识；从基本的血液组成，到具体的"血液病的治疗、移植、护理、康复"等专业领域的深入浅出的解读，我们力求用通俗易懂的语言，将科学实用的知识传递给每一位读者。

我们深知，面对血液病这样的重大挑战，仅仅依靠专业的医学知识是不够的。因此，我们在书中穿插了丰富的插图和生动的案例，让读者在轻松的阅读中掌握有关血液病诊、治、防的基本科学知识。我们希望本套丛书能够成为广大读者的贴心朋友，帮助他们了解血液病防治的正确方法以及治疗后康复的正确措施，避免对血液病产生消极、盲目甚至是错误的看法和行为。

值得一提的是，本套丛书的作者团队均由国内血液病学领域权威知名专家组成。我们长期奋战在血液病治疗的临床一线，对患者所想所需有着深刻的了解和洞察。我们用贴心的笔触、真实的案例，将自己的经验和智慧凝聚在本套丛书中，希望能够帮助更多的人提高对血液病防治的认识。

让我们一起携手，通过科学预防、早期诊断、规范治疗、积极康复，以及保持良好心态来应对血液病，共同维护血液生态和生命健康。

主任医师，教授，博士生导师

教育部"长江学者"特聘教授

陆军军医大学第二附属医院血液病医学中心主任

全军血液病中心/临床重点专科主任

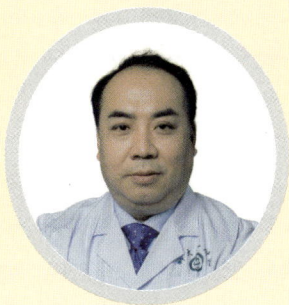

在我们每个人的身体里，都存在着一个复杂而精妙的系统，它不仅支撑着我们的生命，还保护着我们的健康：它就是人体血液系统，也被称为人体生命之河。此刻，我非常高兴地向大家推荐一本关于这一主题的科普书籍——《医话人体血液系统》。本书以其平实易懂的语言，深入浅出地为我们揭开了血液系统的神秘面纱，会让您对人体生命之河有全新的认识。

血液系统在我们身体里扮演着极其重要的角色，除了负责将人体所需的氧气、营养物质等输送到全身各个组织和器官，还承担着将代谢产物搬去合适的下级器官、维持体温、让我们在不同的环境下都可以保证正常的生理活动等工作职责。它深度参与人体与外界刺激的"抗争"，保护我们的生命安全。

《医话人体血液系统》一书，从血液的基本组成讲起，逐步深入到血液循环的机制，再到血液疾病的"来龙去脉"，以及如何通过日常简单的方法来快速诊断自己血液的健康情况，如何在遇到问题时找到正确的解决方法。书中不仅包含了最新、最准确的医学知识，还通过生动的案例和图解，直观地讲解、展示血液系统及相关疾病的诊疗方案。

例如：血液细胞种类那么多，分别有什么作用？身体器官和血液有什么样的"千丝万缕"？为什么有些白血病可以轻松治愈，有些白血病却难以抵挡？为什么淋巴瘤和骨髓瘤是需要长期管理/治疗的疾病？为什么总是在补铁，却还是有贫血的情况出现？这些复杂却又关联我们生活的问题，都可以在这本书里找到看得懂、听得进、可掌握的准确答案。

《医话人体血液系统》是一本值得每个人阅读的科普佳作。它不仅可以让我们在日常生活中对血液健康有更深刻的了解，还向我们提供认知健康生活的正确方向和可行路径。让我们一起翻开这本书，开始一段人体血液系统探索的奇妙旅程吧。

关注血液健康，就是关注自己的生命！

主任技师、医学博士
郑州大学医学技术学院副院长
郑州大学医学检验系临床血液学检验教研室主任

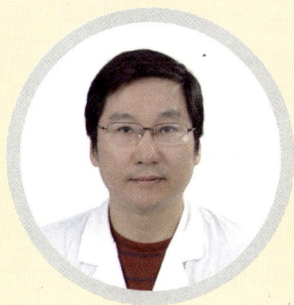

在生命这一宏伟而复杂的舞台上，人体血液系统犹如一颗璀璨夺目的星辰，扮演着维系生命稳态、驱动生命循环及捍卫生命防线的核心角色。本人深感荣幸，能为这部即将面世的《医话人体血液系统》撰写序言。该书不仅是对人体精妙生理机制的深刻剖析与崇高致敬，也是科学与人文思想交汇碰撞的一次深情交流。愿此著作成为我们踏上探索生命科学之路的指示牌，引领我们在生命的旅途上披荆斩棘，享受生命的美好。

血液，这股在人体血管网络中持续涌动的红色洪流，不仅承载着输送养分与氧气的重任，还负责清除各种代谢废物，同时构成了免疫防御的坚固壁垒。然而，血液系统的功能远非仅限于此，它还深度参与体温调节、酸碱平衡维护、激素信号传导等众多生理过程，堪称生命活动的中枢支柱。《医话人体血液系统》一书，正是对这一生命奇观的全面且系统的阐释，它以深入浅出的笔触，揭示了人体血液系统背后的深邃与神奇。

本书是血液学相关领域权威学者的智慧体现，内容覆盖了血液的构成、生成、循环机制，以及血液疾病的发生、诊断与治疗等各个方面。作者们依托最新的科研成果,结合生动的图解与实例分析,将复杂的诊疗过程转化为易于理解的温情文字,使读者能够直观地感受到血液系统运作的精妙与和谐。

在传递科学知识的同时,《医话人体血液系统》也不忘解决患者的实际需求。各类检验报告与检查流程的详细解读,帮助读者深入理解每次检查背后的诊断逻辑与治疗策略,从而激发其对疾病治愈的积极期待与信心。书中不仅强调了疾病治疗的重要性,更倡导预防为主的健康理念,鼓励大众关注自身健康状况,培养科学的生活方式,做到了科学理性与人文关怀的和谐统一。

在这个信息爆炸的时代,优秀的科普书籍不仅是知识的传递者,更是智慧的启迪源泉。《医话人体血液系统》正是这样一部力作,它不仅能够满足你对生命科学的好奇心,更能激发你探索未知、追求健康的愿望。在此,我郑重推荐此书给每一位对生命科学感兴趣的朋友,无论是专业人士还是普通读者,相信它都能成为你书架上一个不可或缺的宝藏,引领你走进人体血液系统的奇幻殿堂,共同铸造一个更加健康、美好的未来。

副主任技师,副教授

温州医科大学附属第二医院临床分子

与血液学检验实验室主任

前　言

医学是一门不断发展的科学,血液系统疾病的研究与治疗同样如此。从对诊断的未知到掌握,从对治疗的摸索到精准,从传统的药物治疗、输血疗法,到现代的基因治疗、免疫治疗,每一步都是对疾病理解和认知的不断更新。

但血液系统疾病以其错综复杂的病理机制和多样化的临床表现,始终吸引着无数医学研究者与临床医生的目光。作为一名一线医生,我深知患者对疾病知识的渴望。所以,一直以来我都在努力地向大家分享血液系统知识的深度探索和思考。希望可以通过这本书,向大家介绍血液系统疾病的基本病理知识和诊疗概况,使患者和家属进一步了解疾病,配合医生战胜疾病,并带去美好的希望和可期的明天。

血液,这看似简单的红色液体,实则承载着生命的奥秘与复杂。它不仅是人体营养与氧气的输送者,更是免疫防御的重要力量。然而,当这份生命之流遭遇疾病的侵袭时,无论是贫血的悄然发生,还是白血病的凶猛来袭,都可能给患者带来沉重的身心负担。因此,深入研究血液系统疾病,探索其病因、病理及有效的治疗方法,不仅是对医学科学的挑战,更是为人类生命健康谋求福祉。

在撰写本书的过程中,我始终秉持以科学为准绳、以科普为标准、以人文为核心的基本原则,力求在文字和数据外,用最温暖的人文关怀和最平实的语言文字,去塑造一个关注心理需求、解决实际困难的科普世界。本书在全面梳理当前血液系统基础知识、疾病分析和快速诊断的同时,加入了临床一线工作者的思考和见解,力求为读者呈现一个全面且深入的知识体系。我相信,这样的组合才可以为患者和家属带去医疗的真实本质——治愈疾病,抚慰心灵。

最后,我希望《医话人体血液系统》这本书能够成为打破医患之间信息壁垒的利器,将最新、最合适的医疗知识传播出去,让每一位患者及家属在遇到相关问题时,都可以有的放矢,不陷迷茫。

主任技师

陆军军医大学第二附属医院血液病医学中心

血液病智能诊断中心主任

目 录

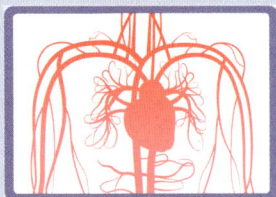

第一章

揭秘血液家族

1.1 造血干细胞——血液家族的"老祖宗"

1.1.1 什么是造血干细胞？

造血干细胞是一种特殊的细胞，具有神奇的能力。它可以自我更新，并能够分化成各种不同类型的血液细胞。在我们身体的发育过程中，造血干细胞主要存在于胚胎体内的脐带、胚盘和肝脏等器官中。而在成年后，它们主要存在于我们的骨髓中，可以分为两类：骨髓造血干细胞和外周血造血干细胞。这些造血干细胞就像血液家族的"老祖宗"一样，它们可以增殖、分化成各种成熟的血液细胞，如红细胞、白细胞和血小板等。这些成熟的血液细胞各自承担着不同的任务：红细胞的工作是运输氧气、二氧化碳、电解质、葡萄糖以及氨基酸；白细胞负责我们的免疫系统防御和维持身体内部的稳定环境；而血小板则是帮助我们凝血、止血以及修补破损的血管。

1.1.2 造血干细胞的应用

造血干细胞的重要性不言而喻,它对我们的健康和生命起着至关重要的作用。研究和了解造血干细胞有助于我们更好地理解血液疾病的发生机制,并研发出更好的治疗方法。同时,利用造血干细胞进行移植已成为一种常见的治疗手段,可以用于治疗某些血液系统恶性疾病并恢复患者的免疫系统。骨髓移植是最早,也是最常见的造血干细胞移植方法之一。其原理是将捐赠者的健康造血干细胞通过输注的方式移植到患者体内,替代受损的造血干细胞。骨髓移植需要在专业医生的指导下进行,匹配度是非常重要的。在骨髓移植中,寻找匹配的造血干细胞捐赠者非常重要,如果移植者和捐赠者的匹配度较低,可能会引起发热、贫血等排异反应,更严重的甚至会危及患者的生命。骨髓移植需要找到与患者的组织类型(特别是人类白细胞抗原)相匹配的捐赠者。组织类型是由一组特定的遗传标记决定的,这些标记存在于我们的细胞表面。当患者的组织类型与捐赠者的组织类型高度匹配时,可以减少排异反应的发生,接受移植的机会就会更高。

近年来,干细胞技术的发展为造血干细胞移植提供了更多的选择。外周血造血干细胞移植则是采用类似于献血的方式,将捐赠者外周血中的造血干细胞收集并通过输注的方式移植到患者体内。相比骨髓移植,外周血造血干细胞移植的成功率更高,且收集捐赠者外周血比收集骨髓更容易。因此,目前临床上多采用外周血干细胞进行移植来治疗血液肿瘤。

除了上述两种移植技术,还有一种新兴的干细胞移植技术叫作脐带血造血干细胞移植。脐带血是指新生儿出生后残留在脐带和胎盘中的血液。与骨髓和外周血不同,脐带血中的造血干细胞数量更多,而且采集过程简单、无创伤,并且不需要匹配度非常高的捐赠者。因此,脐带血造血干细胞移植已经成为一种广泛应用的移植方式。

在干细胞治疗领域中,还有一种常见的治疗方法叫自体造血干细胞移植。这种方法是指将患者自身的造血干细胞采集并储存起来,然后在化疗或放疗等治疗后进行自体造血干细胞移植。自体造血干细胞移植的优点在于移植的干细胞来源于患者自身,可以避免移植后的排异反应。然而,由于化疗和放疗等治疗方式会对患者的造血干细胞产生不良影响,所以自体造血干细胞移植的成功率相对较低。

除了作为移植来源,造血干细胞还有许多其他的应用。例如,造血干细胞可以通过体外诱导分化为多种成熟血细胞,用于制备血液制品,如血小板、红细胞与多种白细胞等。此外,造血干细胞也可以用于治疗某些疾病,如自身免疫性疾病、血液系统肿瘤等。相信在未来,随着干细胞技术的不断发展和应用,干细胞的研究和应用领域也将不断拓展。

1.1.3 造血干细胞应用风险

尽管造血干细胞移植已经被广泛应用于临床,但这种治疗方法并不是没有风险的。一方面,由于移植后患者的免疫系统会被抑制,因此患者容易感染,需要加强护理和防护措施;另一方面,干细胞移植后还有可能出现排异反应,导致移植失败或移植后患者出现其他并发症。因此,在干细胞治疗和移植过程中,捐赠者的选择和匹配度、干细胞来源的选择和采集等环节都非常重要。同时,临床医生和研究人员也需要不断探索和研究新的干细胞治疗和移植技术,提高治疗效果,降低并发症风险。总的来说,造血干细胞作为血液家族的"老祖宗",在临床医学领域发挥着重要作用(图1.1)。干细胞移植和干细胞治疗已经成为治疗一些血液系统疾病的重要手段,同时也为治疗其他疾病提供了新的思路。虽然干细胞治疗和移植仍面临一些挑战,但随着造血干细胞技术的不断进步和应用,我们相信未来干细胞疗法将会更加成熟和可靠,为临床医学和疾病治疗带来更多的希望。

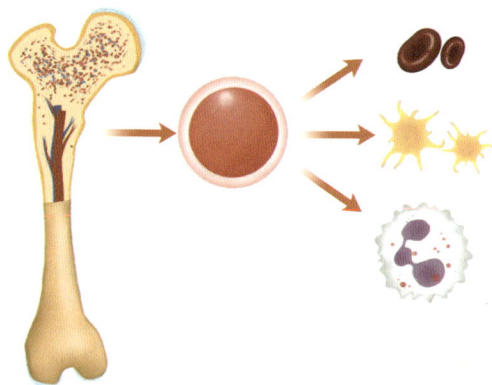

图1.1 血液家族的"老祖宗"——造血干细胞

(陆军军医大学第二附属医院 王峥)

1.2　造血祖细胞——血液家族的"长老"

1.2.1　什么是造血祖细胞?

血液是人类生命的基石,它将氧气和营养物质运输到身体的各个部位,并把废物和二氧化碳从细胞中运输出去;它还携带各种免疫细胞,是人体免疫系统的主要组成部分。但是,很少有人知道,这些重要的功能都得益于一个小小的、被称为"造血祖细胞"的细胞群体。造血祖细胞与造血干细胞不同,在血液家族中充当"长老"的位置,是一类不能够自我更新,但能定向分化成多种成熟血细胞的未分化细胞,它们在骨髓中产生并不断更新成熟的血细胞,这些血细胞通过血液循环系统支撑着机体抵御"外敌入侵"以及输送"后勤保障"。

1.2.2　造血祖细胞的两个"朋友"

造血祖细胞有两个亲密的"朋友",一个叫髓系祖细胞,一个叫淋巴系祖细胞。髓系祖细胞住在一个叫骨髓的地方,它负责生产红细胞、白细胞和血小板。这里有两位勤劳的工人,一位是髓系共同祖细胞,另一位是粒-单核祖细胞。它们合作,制造出各种各样的血液细胞,就像是一个小小的工厂。而淋巴系祖细胞则住在淋巴器官里,它的任务是生产成熟的T细胞、B细胞和自然杀伤细胞(natural killer cell, NK细胞)等免疫细胞。这些免疫细胞中有一个叫共同淋巴样前体细胞的小伙伴,它非常聪明,会变身成各种不同的淋巴细胞,这些淋巴细胞一起保护着我们的身体,抵御各种病菌和病毒等"外敌"的侵害。

1.2.3 造血祖细胞的作用

这些神奇的细胞们彼此合作,共同守护着我们的健康和安全。髓系祖细胞负责制造多种类型的血液细胞,如红细胞、巨噬细胞及单核细胞等,给我们带来氧气和免疫防御的力量;而淋巴系祖细胞则负责生产专职性的"战士",如T细胞及B细胞,保护着我们的身体,让我们远离疾病和感染的危险。因此,只有当这些神奇的细胞们团结合作,我们的身体才能健康强大,远离病痛的困扰。

1.2.4 造血祖细胞的调节

在骨髓这个神奇的世界里,髓系造血和淋巴系造血受到诸多因素的调节。它们的发育和分化受到许多信号通路和因子的影响。其中,有一类特殊的蛋白质分子被称为血细胞生成素,它们能够激活血细胞的分化和繁殖。每种血细胞对不同的血细胞生成素有不同的反应,从而促使它们自身发展成熟并增加数量。血细胞生成素有促红细胞生成素、粒细胞集落刺激因子、粒细胞-巨噬细胞集落刺激因子、白细胞介素3和白细胞介素6等。它们可以通过各种方式产生,如细胞因子信号、炎症反应和免疫应答等。除了血细胞生成素,还有其他因子和通路能够影响造血细胞的发育和繁殖。例如,血小板衍生生长因子和成纤维细胞生长因子可以促进血小板和红细胞的发育和增殖。此外,转录因子和表观遗传调控也在控制造血过程中的基因表达和细胞发育方面发挥着重要作用。

　　总之,造血祖细胞是血液系统中的关键角色(图1.2)。它们通过复杂的分化和繁殖过程生成各种类型的血细胞,保持人体的正常生理功能。髓系造血和淋巴系造血是两种不同的造血机制,它们在分化过程和产生的血细胞类型上存在差异。同时,血细胞生成素和其他信号通路及因子在造血过程中起着重要作用,它们可以影响血细胞的发育和繁殖,对于维持血液系统的正常功能至关重要。

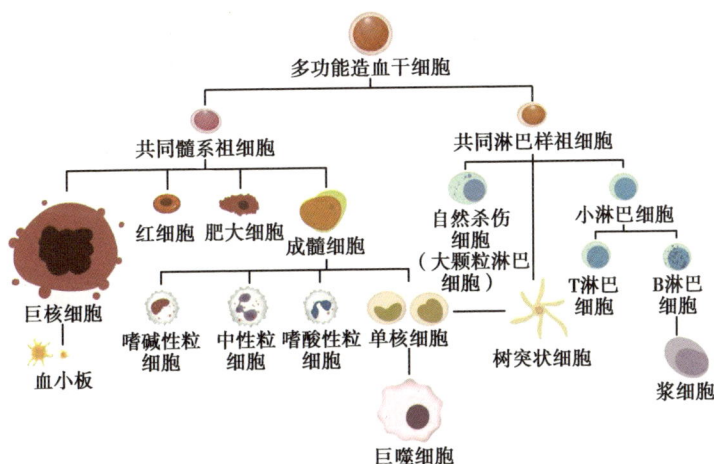

图1.2　血液家族的"长老"——造血祖细胞

（陆军军医大学第二附属医院　王峥）

1.3 红细胞——血液家族的"搬运工"

1.3.1 红细胞的起源与特征

无论你此刻是在辛勤地工作,愉悦地玩耍,还是在安静地休息,在你全身的血管里都有一群细胞在马不停蹄地奔波,它们就是血液系统的"搬运工"——红细胞。血液细胞中数量最多的就是红细胞,因其含有大量的血红蛋白而得名。红细胞是由髓系祖细胞造血分化而来,在这个过程中需要蛋白质、铁、叶酸等营养物质:血红蛋白合成过程中必需的原材料是蛋白质与铁,叶酸在DNA复制和细胞分裂过程中发挥着重要作用。经发育成熟后红细胞会丢弃细胞核和线粒体,"轻装上阵"进入血液循环中。红细胞在成熟后会呈现中间薄、四周厚的双凹圆盘形状,直径约为7微米,具有可变性,在外力作用下会发生形变,从而可以通过细小的毛细血管。另外,红细胞表面含有血型糖蛋白,我们平时谈及的A、B、O等血型正是由血型糖蛋白决定的。

1.3.2 红细胞的功能与作用

运输氧气是红细胞最重要的功能,充足的氧气保证机体能够进行正常的新陈代谢(图1.3)。红细胞之所以能够运输氧气,主要是依靠其内部的血红蛋白来实现的。每个血红蛋白里面含有四个血红素分子,可以分别结合一个氧原子,所以每个血红蛋白可以携带四个氧原子。当血液中氧含量比较高时，血红蛋白就会结合氧分子，当氧含量比较低时，血红蛋白就会释放氧分子。因此，当我们通过呼吸将氧气吸入肺部后，血红蛋白就可以结合氧气并通过毛细血管将氧气运输到身体的各个组织器官。血红蛋白氧含量越高，机体的新陈代谢就越活跃。除了氧分子，红细胞还负责运输葡萄糖、氨基酸和二氧化碳等物质，这些物质对于维持机体的正常生命活动都是不可或缺的。

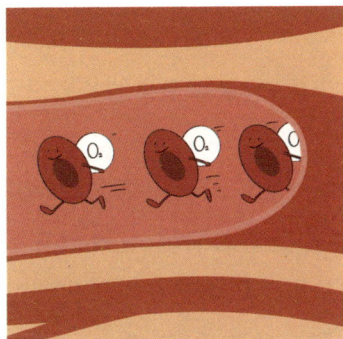

图1.3　血液家族的"搬运工"——红细胞

因为红细胞在成熟过程中丢失了细胞核与线粒体，所以红细胞不具备自我复制能力。在持续繁忙地工作了3~4个月后，红细胞会逐渐衰老，然后失去弹性，变得无法通过毛细血管，后续就会被巨噬细胞吞噬，结束自己的生命。红细胞可以说是血液中最勤劳的搬运工。同时，红细胞也比较脆弱，容易受到外界伤害。例如，一些外伤或疾病导致的大量出血，病毒感染、辐射、白血病等因素都会导致红细胞遭到破坏，数量大减。当红细胞减少到一定程度时，人体就会出现贫血的症状，如呼吸急促、心跳加快、头晕耳鸣、面色苍白等，严重的将危及生命。为了及时弥补红细胞的损失，输血是最直接有效的救治办法。总而言之，红细胞对机体至关重要，只有保护好红细胞，我们才能健康地生活。

（陆军军医大学第二附属医院　刘越）

1.4　血小板——血液家族的"巡逻兵"

1.4.1　什么是血小板，它是哪里来的？

我们人体的血细胞成分有白细胞、红细胞和血小板。严格地说，血小板不是完整的细胞，它既没有细胞核，也没有完整的细胞膜。它是由巨核细胞在生长代谢过程中产生的，其实质是巨核细胞脱出的胞质，正常血小板为圆形或类圆形，边缘毛刺状，体积比红细胞、白细胞小，有2～4微米。别看血小板个头小，它可是使命必达、不畏牺牲的"巡逻兵"（图1.4）。

那巨核细胞又是怎么来的呢？巨核细胞是由人体的造血干细胞分化而来的，从原始巨核细胞发育为幼稚巨核细胞，逐步进化为成熟巨核细胞，最后进化为能生成血小板的成熟细胞。在进化过程中，巨核细胞的体积逐渐增大，细胞质更加丰富，血小板就在其中孕育而生。

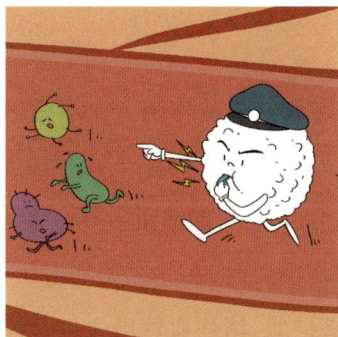

图1.4 血液家族的"巡逻兵"——血小板

巨核细胞就像一个个制造血小板的小型工厂,每天要生产数千万个血小板供人体使用。当巨核细胞这个小型工厂生产好血小板后,就会打开小工厂的大门把血小板释放到我们的身体里(图1.5)。血小板在骨髓产生后,随着血流释放到血管里,就像一个个小小的巡逻兵游弋在我们的身体里。血小板巡逻兵的平均寿命为7~14天。我们机体每天要生产和消耗大量的血小板,血小板在我们身体里正常数量维持在$(100 \sim 300) \times 10^9/L$。当机体血小板消耗大于生产时,血小板就会减少;当机体血小板生产大于消耗时,血小板就会增多。

血小板前体

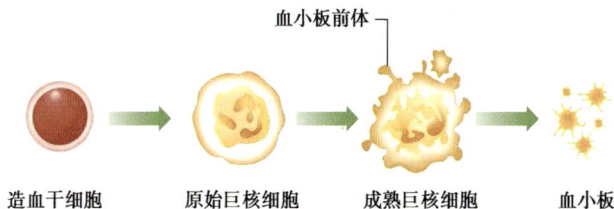

造血干细胞　　原始巨核细胞　　成熟巨核细胞　　血小板

图1.5 血小板生成过程

1.4.2 血小板有什么作用和功能

血小板可以起到止血的作用。血小板虽小,但在人体血液中却是一种较为重要的血细胞,它由很多颗粒组成,这些颗粒富含大量的血小板因子,能够激活凝血系统,形成小的血凝栓子。当我们受伤出血时,在此巡逻的血小板能迅速到达受伤部位,筑起防御护墙,堵住血管出血口,发挥着很重要的止血功能。血小板的功能有黏附功能、聚集功能、释放促凝物质、收缩作用等(图1.6)。血小板的黏附和聚集功能可以很快把自身黏附在出血部位,并召集很多血小板聚集在一起,同时促进血管收缩,以达到凝血止血的作用。此外,血小板还有营养毛细血管的作用。

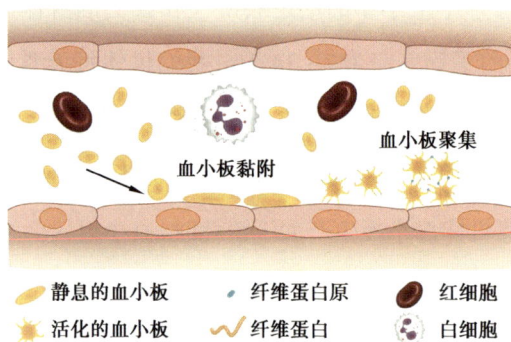

图1.6 血小板的作用

1.4.3 血小板太多了会怎么样?

正常人血小板计数一般一天之内有6%~10%的变化,早上偏低、午后略高。血小板增高可分为两种:①生理性的增高。如月经后增高、运动后增高等,一般这种生理性的增高对人体没有影响,平时生活中注意休息,多喝水即可。②病理性的增高,则与多种疾病相关,如感染(风湿关节炎、急性风湿热)或骨髓增生性疾病(慢性粒细胞白血病)等,这种则需到医院查明病因并治疗。血小板增高可能会出现头晕、乏力,鼻腔及牙龈出血等症状,严重的甚至会出现肢体麻木、疼痛、腹痛和呕吐等症状。如果出现了这些症状,就需要及时到医院血液科就诊治疗。

病理性的血小板增多可以分为原发性血小板增多症和继发性血小板增多症。原发性血小板增多症也称为"特发性"血小板增多症,是一种以巨核细胞增生为主的造血干细胞克隆性疾病,确切的发病原因还不清楚,其发致病机制与血小板生成素及其受体发生改变、基因异常激活有关。一半以上的原发性血小板增多症患者都有JAK2V617F或CALR基因突变。确切地说,原发性血小板增多症是一种慢性的血液系统肿瘤,早期没有明显的临床症状,很多患者都是在体检的时候血小板数量异常(图1.7),要进一步检查后才能确诊。继发性血小板增多症多为反应性血小板增多症,反应性是指由于骨髓巨核细胞以外的因素引起的血小板增多,血小板本身的形态以及功能等并不发生改变。

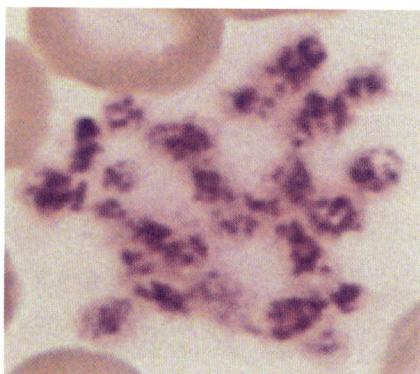

图1.7 血小板成堆分布

原发性血小板增多的原因主要是骨髓增殖性肿瘤,常见疾病有原发性骨髓纤维化、真性红细胞增多症、慢性髓系白血病、环形铁幼粒细胞性难治性贫血等。这类肿瘤导致的血小板增多常伴有血小板形态和功能的改变,其主要临床表现为出血和血栓形成倾向(图1.8)。

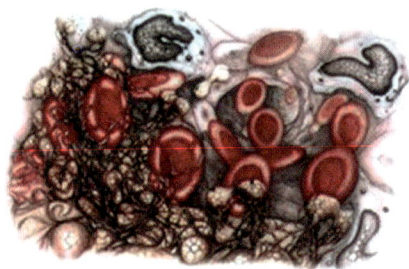

图1.8 血液凝固,形成栓塞

反应性血小板增多症的常见原因有非感染性和感染性之分。

非感染性情况：①恶性肿瘤、风湿免疫性疾病、创伤、应激、药物的影响。②失血或贫血：如急性失血、溶血性贫血、铁元素缺乏等。③手术原因：脾切除术及其他一些外科手术。

感染性情况：病毒、细菌、真菌的感染。

血小板增多的早期可能没有任何症状，也可能有疲劳、乏力等非特异性症状。但是如果血小板功能不正常，就可能发生自发性出血，并反复发作，其中胃肠道出血较为常见，也可能出现鼻出血、牙龈出血、皮肤黏膜瘀斑、血尿、大便带血等症状。原发性血小板增多症病人常见脾大，部分病人还可见肝大，一般无淋巴结肿大。

血小板增多的常见并发症就是血栓形成，原因就是当我们的血管内皮细胞受到损伤的时候，会释放求救信号，招来血小板在损伤部位形成黏附聚集，过多的血小板形成栓子把血管给堵住了，就形成了血管栓塞，最后导致血流不畅，局部缺血，形成部分组织坏死（图1.9）。我们身体部位容易发生拥堵而导致形成血栓的临床症状，如图1.10所示。

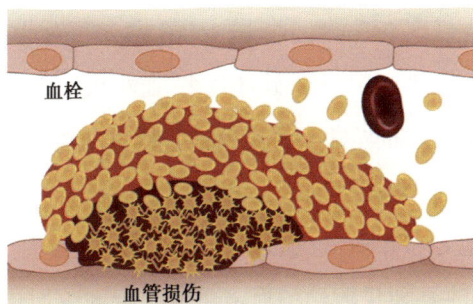

图1.9 血管内形成栓塞的机制

我们身体部位容易发生拥堵而导致形成血栓的临床症状

肢体血管栓塞	相应肢体不适、麻木、疼痛甚至坏疽
脾及肠系膜血管栓塞	腹痛、呕吐等
临床症状 — 肺血管栓塞	呼吸困难、胸痛、咯血等
肾血管栓塞	腰肋部痛、腹痛、血尿、寒战、发热等
脑血管栓塞	意识不清、言语障碍、癫痫发作、偏瘫等
胎盘血栓	流产、胎儿生长受限

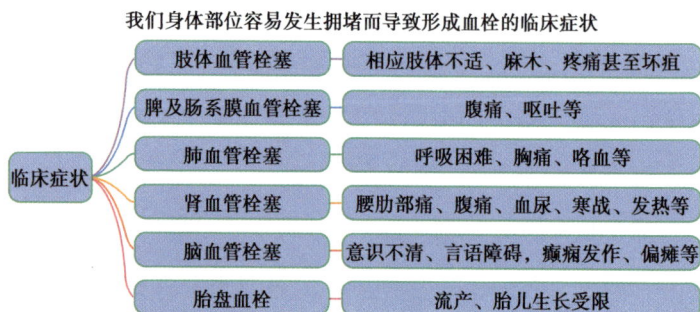

图 1.10　血栓的临床症状

1.4.4　血小板太少了会怎么样?

血小板减少是指外周血血小板计数<$100×10^9$/L,称为血小板减少症。血小板减少可见于放化疗损伤及药物相关性血小板减少、风湿免疫病,以及多种血液性疾病等。当血小板减少时,就可能会出现不同的临床症状(图1.11):如皮肤出血点、瘀斑、鼻出血、牙龈出血等;还可能出现脑出血、血尿、黑便以及呕血等脏器出血的现象。

从发病机理来看,血小板减少(图1.12)可分为三种情况:血小板分布异常、血小板被破坏过多、血小板生成减少。

①血小板分布异常。其实就是身体里的血小板巡逻兵集合的位置不对,分布不均而出现的异常。正常情况下血小板应该均衡地分布在血液(循环池)、血管壁(边缘池)及骨髓等组织(储存池),如果流动的血液里血小板太少而边缘池和储存池分布太多,就会导致血小板计数减少,导致患者发生出血

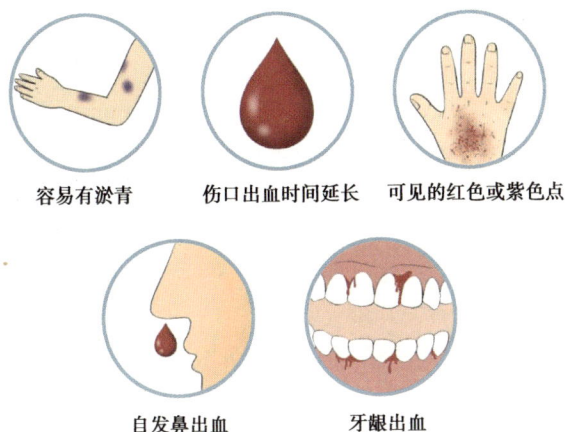

容易有淤青　　　伤口出血时间延长　　　可见的红色或紫色点

自发鼻出血　　　牙龈出血

图 1.11　血小板减少的临床症状

现象。

②血小板破坏过多。血小板巡逻兵被不明敌人给消灭了,相关病症包括原发免疫性血小板减少症、弥散性血管内凝血、血栓性血小板减少性紫癜、肝素诱导血小板减少症、系统性红斑狼疮等。还可见于如氯霉素、氨基比林等药物的作用或在人体受到感染时,体内的免疫机制产生抗血小板抗体,致使血小板破坏过多和数量减少。血小板破坏过多导致的常见疾病为原发免疫性血小板减少症,这是一种免疫性疾病,是由于人体自身的单核巨噬细胞攻击自身血小板,造成的血小板破坏过多。原发免疫性血小板减少症患者病情发展较快,在血常规检查中通常提示为血小板大幅度下降,若骨髓形态检查中表现为巨核细胞增生活跃且伴有成熟障碍,那么身体就会出现皮肤黏膜、消化道、鼻腔等部位的出血;这种情况还见

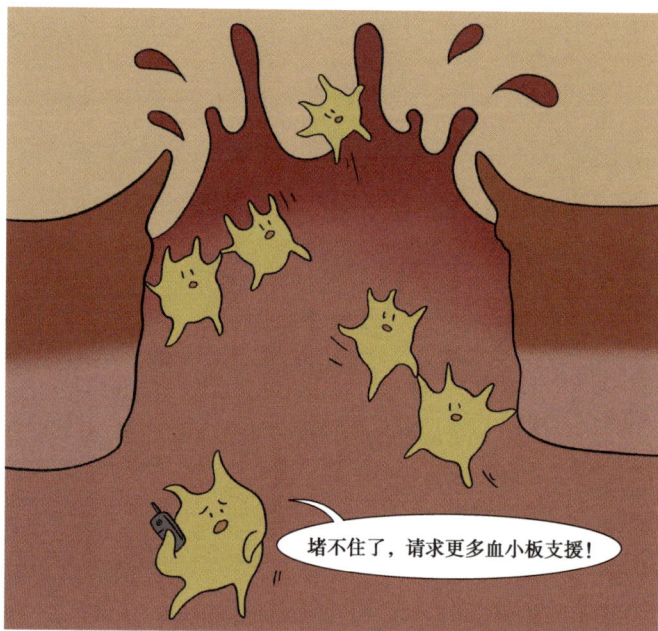

图 1.12 血小板减少,请求"支援"

于各种原因引起的脾功能亢进或脾肿大时的患者,当脾脏功能发生亢进时,会把正常的细胞一起清除掉,血常规检查会提示血小板减少,并伴有白细胞及血红蛋白减少。

③血小板生成减少。就是生产血小板的工厂产能异常,导致血小板生成减少,而常见疾病有急性白血病、再生障碍性贫血,以及一些感染情况等;还有就是某些有毒物质或相关药物引起的,如苯、甲苯、环磷酰胺等有害物质相互作用于骨髓,导致骨髓内巨核细胞的增殖或生长成熟发生障碍,引起血小板生成不足和数量减少。

综上所述,血小板巡逻兵有三个厉害的"本事":第一是止血功能,当血管出现损伤后,血小板巡逻兵会快速聚集,完成凝血任务,起到止血的功效;第二是对血管内皮细胞有支援作用,当血管壁出现问题时,血小板巡逻兵就会第一时间去补充内皮细胞脱落后的空隙,起到修复血管壁的功能;第三是血小板巡逻兵不仅"个人业务"突出,在"团队配合"中的表现也非常出色。由此看来,血小板巡逻兵对我们的身体相当重要,不管是增多还是减少,都会对身体产生不同的影响;数量过多或过少,都会导致身体发生各种症状,最后引发各种病症(图1.13)。所以我们要时常检查自己身体的血小板数量是否在正常范围内,如果出现异常增高或减低,都需要及时就医诊治。

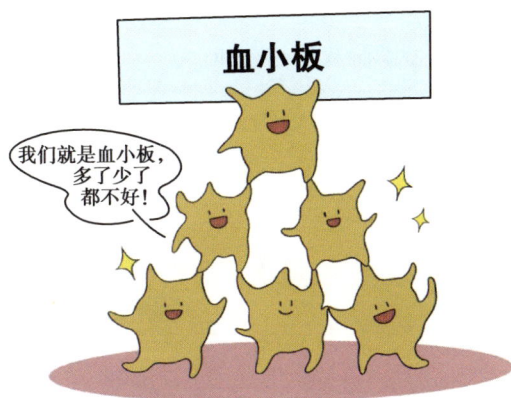

图1.13　血液家族的"巡逻兵"——血小板

(陆军军医大学第二附属医院　杨程)

1.5　白细胞——血液家族的"卫士"

1.5.1　什么是白细胞?

　　白细胞在过去被叫作白血球,它是血液成分中重要的成员之一。白细胞的概念是与红细胞相对得来的,红细胞为橙红色,无细胞核,白细胞有细胞核,呈乳白色。虽然白细胞为白色,但是由于细胞数量少、质粒小,在血液中肉眼看不见,人们会认为它是透明无色的(图1.14)。我们平时在医院看到化验单上的白细胞指标通常是指包含了粒细胞、单核细胞以及淋巴细胞三种类型细胞数量的总和。

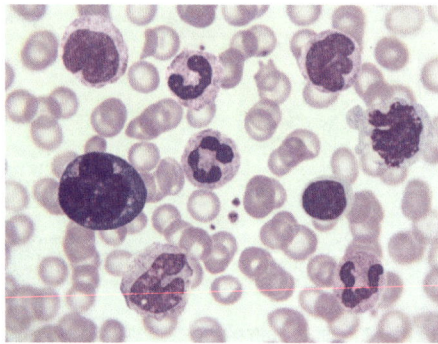

图1.14　显微镜下染色后的白细胞

1.5.2　白细胞的作用

　　白细胞是人体免疫系统中不可或缺的一部分,它在外周血液循环以及人体组织中帮助人类抵御外界的细菌等病原体的入侵。如果遇到的病原体是白细胞不能单独消灭的,通常它会通过自己特殊的本领——识别特异性抗原并传递信息给下一层级的免疫细胞,进而促进我们身体的免疫系统发动更加强烈的免疫防御反应。其实参与这一系列的免疫细胞我们都称为白细胞,它是我们机体防御外来入侵的"卫士"(图1.15)。

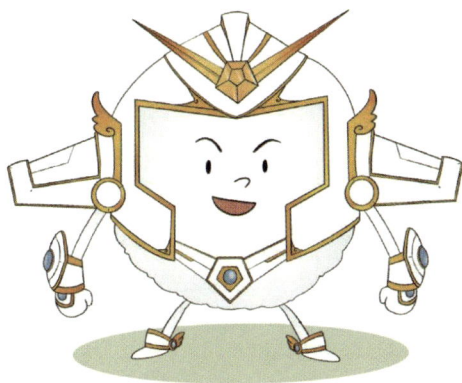

图1.15　血液家族的"卫士"——白细胞

在免疫反应的最初阶段,我们通常理解的白细胞主要是粒细胞和单核巨噬细胞,而一般在粒细胞等传递信息的抗原呈递细胞的作用下进一步发挥免疫防御作用的细胞主要是淋巴细胞。因此白细胞的类别不同,其发挥的功能也不同,它们相互配合,来构筑我们机体的防御体系,保护机体的健康(图1.16)。正是因为白细胞们兢兢业业地保卫着我们的身体,我们才能远离疾病的打扰,拥有健康。

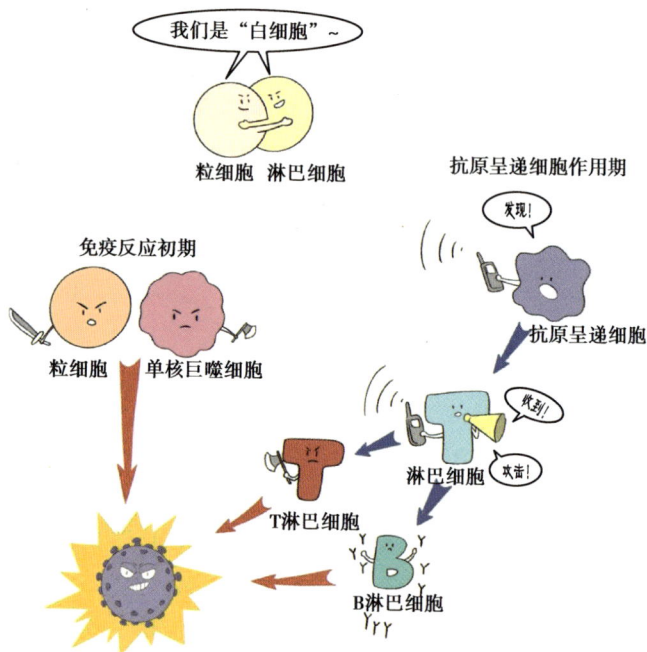

图 1.16　免疫防御机制

1.5.3　白细胞的分类

白细胞从结构上来说,都是有核细胞。一般在外周血我们称为白细胞,含粒细胞(中性粒细胞、嗜酸性粒细胞、嗜碱性粒细胞)、单核细胞和淋巴细胞(图1.17)。下面我们看看不同的白细胞的形态和功能。

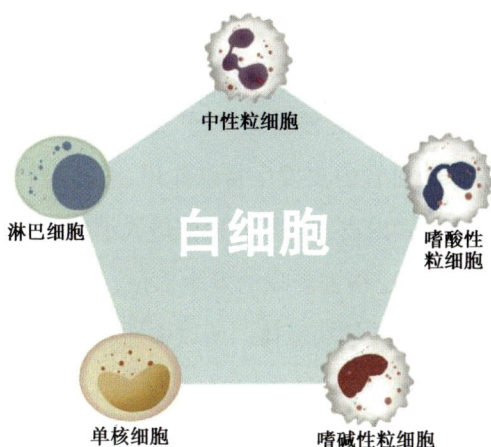

图1.17　白细胞的分类

　　①中性粒细胞(图1.18)。正常成年人体内白细胞数量一般为$(4.0\sim10.0)\times10^9$/L，其中数量最多的白细胞为中性粒细胞，占比高达50%~70%。粒细胞可由胞质内含有的颗粒性质进行分类，所以我们看到的中性粒细胞、嗜酸性粒细胞、嗜碱性粒细胞的本质区别都是因为其包含的颗粒具有差异，而不同类型的粒细胞在人体遭遇不同的状况时所起到的作用也各不相同。在机体组织受到外伤或局部发生炎症反 胞作为人体防御体系的先头部队就会最先出现。发挥作用的方式可以理解为"无差别攻击"，因为击所有入侵人体的异源病原体，所以我们称这类免疫方式为非特异性免疫。中性粒细胞在吞噬病原体后会以与病原体同时破裂的方式清除病原体，所以它一直用"自杀"的方式保卫着人体，被称为最忠诚的卫士。中性粒细胞在人体血液与组

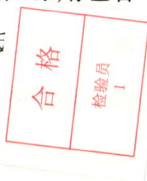

织中广泛分布,起到"安保"的作用。正常状态下中性粒细胞随着血液流动循环,一旦人体受到外伤或其他原因导致外界的病原体进入人体后,它便会感知到"炎症信号",通过自身与受损部位附近的血管内皮发生特殊作用,进而附着在血管内皮处并"撬开"血管内皮细胞离开血液进入组织,并在各种"感召机制"的作用下迁移去炎症的发生部位,吞噬病原体后,利用自身的溶菌酶去破坏病原体。所以中性粒细胞的存在对于我们保持健康至关重要,是我们"免疫防御工事"中不可或缺的一员。

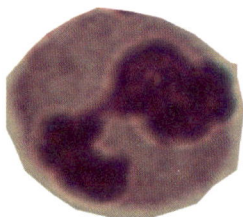

图1.18 中性粒细胞

②嗜酸性粒细胞(图1.19)。嗜酸性粒细胞是由骨髓干细胞分化发育的粒细胞之一,正常情况下占白细胞总数的0.5%~5%,因为研究发现它的吞噬能力较弱,并缺乏溶菌酶,所以很少有提到这类细胞具有杀菌作用。嗜酸性粒细胞虽然在外周血中数量很少,但它可在过敏反应中发挥重要作用,其中最重要的功能就是参与寄生虫的免疫反应。当寄生虫侵入人体时,机体免疫系统会识别并产生相应的抗体和炎症反应来对抗寄生虫,其中,嗜酸性粒细胞就是一种参与寄生虫感染

免疫应答的白细胞类型，其数量会增加以帮助清除寄生虫。除此之外，当我们的身体发生过敏反应或者真菌感染时，外周血的嗜酸性粒细胞也会有特异性升高的表现。

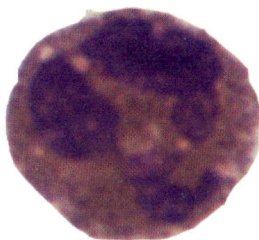

图1.19　嗜酸性粒细胞

③嗜碱性粒细胞(图1.20)。嗜碱性粒细胞在外周血白细胞中的占比是最低的，大约在0%~1%，其胞质中的肝素和组胺等物质有扩张血管与抗凝的效果，嗜碱性粒细胞增多是局部组织发生过敏反应的基本特征，与此同时这类细胞在过敏组织中也大量存在。嗜碱性粒细胞与嗜酸性粒细胞都是由造血干细胞发育分化而来，也都在机体的超敏反应中起到非常关键的作用。

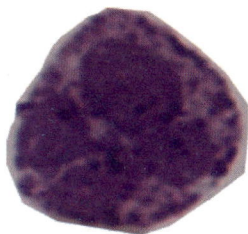

图1.20　嗜碱性粒细胞

④单核-巨噬细胞(图1.21)。单核-巨噬细胞是一种非常特别的细胞,因为这类细胞也是在骨髓中产生,但它的名字却是由成熟后所在的场所决定的。单核细胞如果穿过血管内皮进入组织,它就被称为巨噬细胞;进入肺部,就叫尘细胞;进入肝脏,就叫库普弗细胞(Kupffer cell)。单核细胞比一般的白细胞体积大,呈单个核不分叶,胞质富含溶菌酶等杀伤武器,这类细胞通常在白细胞中占3%~8%,因为它们可以进行明显的变形运动不断地吞噬衰老细胞及其碎片还有异源病原体,并使用胞内的溶菌酶进行分解,所以单核细胞在我们人体的免疫系统中也扮演着非常重要的角色。

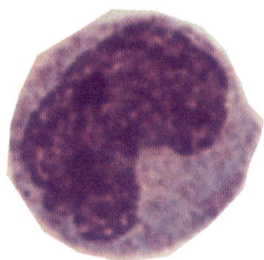

图1.21 单核-巨噬细胞

⑤淋巴细胞(图1.22)。淋巴细胞是我们人体免疫防御系统中非常重要的一个部分,在所有的白细胞当中它的数量能达到20%~40%,而且淋巴细胞在整个免疫防御中也是起到了真正的核心作用,大家耳熟能详的抗体就是由这一类细胞分泌而来的。与此同时淋巴细胞的分类也是白细胞分类中非常复杂的,它根据作用类型能分为T淋巴细胞、B淋巴细胞(图1.23)以及NK细胞。

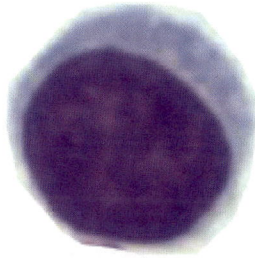

图1.22 淋巴细胞

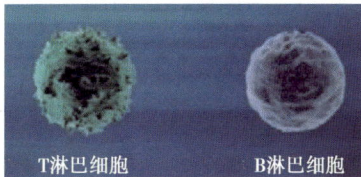

T淋巴细胞　　　　B淋巴细胞

图1.23 T淋巴细胞和B淋巴细胞

　　T淋巴细胞(简称T细胞)会对引起多种急性感染的病原体进行清除后进一步形成记忆反应,当同样的病原体再次入侵机体时能够迅速做出反应,来防止身体再次受到相同的伤害。它们通过控制慢性感染的发展、监测癌细胞的突变以及调控免疫防御的状态来维持人体的健康状态(图1.24)。

　　B淋巴细胞(简称B细胞)在病毒入侵身体后,在抗原以及人体免疫系统内的协同细胞的作用下,使抗原提呈细胞激活,增殖分化为效应性B细胞,进一步来分泌并释放抗体。这些抗体因为它特殊的能力,使得它可以像精准制导的"导弹"一样,对入侵人体的病原体进行非常高效的打击,这种免疫防御模式又可被称为体液免疫。

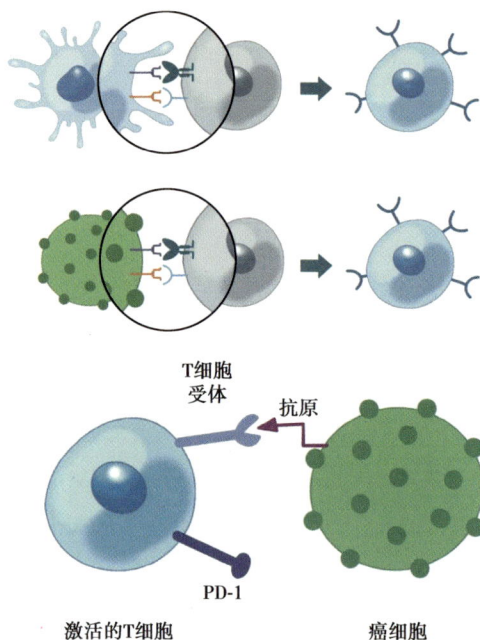

T细胞
受体

抗原

PD-1

激活的T细胞　　　　　　　　　癌细胞

图1.24　T细胞调控免疫防御的状态以维持人体健康

　　NK细胞又叫作自然杀伤细胞。通过它的名字就能感觉到NK细胞独特的防御方式。它们可以在没有预先"认识"肿瘤细胞和被感染的细胞前就进行攻击。这种方法又被称为非特异性防御，而最为核心的作用就是释放穿孔素，穿孔素识别并定位在目标细胞上，利用它特殊的结构在细胞上打一个小孔，这个小孔就是杀灭细胞或者病原体的最关键的一步，同时它也可以释放细胞因子，两者共同发挥作用起到消灭靶细胞的效果。

　　通过对上述种类白细胞的简单了解，我们应该能体会到人们的生活环境中时时刻刻都有各种各样的病原体在影响着我们的健康,我们之所以能保持长期健康不生病的状态,就是因为有多层次、多环节、不间断的免疫屏障和防御系统。但其实维持免疫屏障和防御系统良好稳定运行的根本就是我们健康的生活习惯,合理的膳食摄入以及适量的体能锻炼。健康的生活和良好的身体状态都是我们拥有良好免疫力的基础(图1.25)。

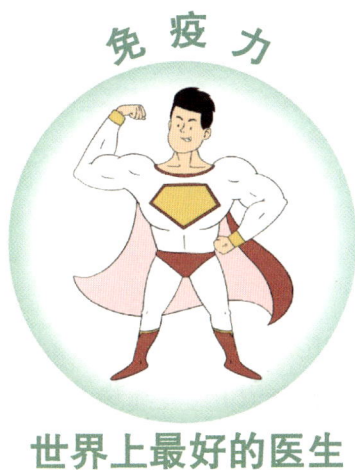

图1.25 免疫力是世界上最好的医生

(陆军军医大学第二附属医院 杜雨轩)

1.6 粒细胞——血液家族的"侦察兵"

1.6.1 什么是粒细胞？

粒细胞是人体血细胞中白细胞的一种,来源于骨髓干细胞,在骨髓中生长,从发育到成熟要经过原始粒细胞、早幼粒细胞、中幼粒细胞、晚幼粒细胞、杆状核粒细胞及分叶核粒细胞六个阶段,最后以杆状核及分叶核进入血液及组织中。粒细胞是人体防御系统重要的组成部分,它们是血液系统中最精干的"侦察兵",在防御机制中发挥着重要的、不可替代的作用。

1.6.2 粒细胞的分类

粒细胞根据细胞质中所含特殊染色颗粒的不同,可由其在瑞氏染色下的表现分为中性粒细胞、嗜酸性粒细胞及嗜碱性粒细胞三种细胞。

中性粒细胞是血液白细胞中数量最多的,占白细胞总量的50%~70%,在显微镜下观察:中性粒细胞呈圆形,细胞质是淡红色的,细胞核由于其年龄的不同有不同的形状;原始幼稚阶段细胞核呈圆形或肾形,还未完全长大的一般是杆状或马蹄形(杆状核粒细胞),而成熟的细胞核则呈分叶状(中性分叶粒细胞),其中以三叶核最为常见;细胞内分布大量细小的、紫红色的颗粒,这些颗粒中含有多种酶,如髓过氧化物酶或溶菌酶等。成熟中性粒细胞随血流运行,作为免疫细胞,如同"侦察兵"一样,巡视机体被各种病原体攻击的感染部位。当有病原体入侵机体时,病原体释放的化学物质会引起中性粒细胞的"警惕",当接受到机体发来的求救信号,中性粒细胞会迅速捕捉信号并召集人马,黏附并穿过血管壁移动到感染区,识别病原体并依靠细胞内携带的酶,如髓过氧化物酶、溶菌体酶将病原体吞噬、分解、消灭。中性粒细胞完成了使命后,以胞胀、坏死、凋亡等方式结束了自己短暂的一生。这位"侦察兵"为机体消灭病原菌这些坏蛋,保护着机体的安全(图1.26)。

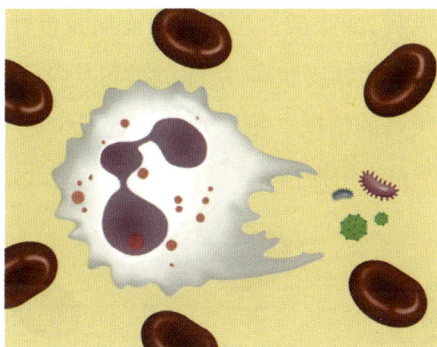

中性粒细胞将病原体吞噬、分解、消灭

图1.26　中性粒细胞吞噬、分解、消灭病原体

嗜酸性粒细胞是不太常见的血液白细胞之一,占白细胞总量的0.5%~5%,是免疫反应和过敏反应过程中极为重要的细胞。细胞质内含均匀分布的嗜酸性颗粒,形似"葡萄""石榴果肉",这些颗粒中具有功能性的酶,可以吞噬病原体、机体产生的免疫复合物、被致敏红细胞等,但其吞噬作用远远弱于中

性粒细胞。嗜酸性粒细胞表面有许多受体,通过受体可以将自己黏附在寄生虫上,并且将细胞内的酶直接注入寄生虫体内,从而起到抗寄生虫的作用(图1.27)。一般情况下,嗜酸性粒细胞数值在白天较低,夜间较高;上午会有波动,下午比较稳定。在一些生理性的情况下,数值会有变化,如激烈运动时,会适当增高;在寒冷、饥饿等情况下,会有减少的情况发生。在病理情况下,嗜酸性粒细胞增高在临床中最常见的有:①过敏性疾病,如过敏性哮喘、荨麻疹及药物过敏等;②感染性疾病,如寄生虫感染(是引起酸性粒细胞增高最常见的病因之一,在肠道寄生虫感染中,可高达90%)、结核杆菌感染等;③血液系统疾病,如嗜酸性粒细胞白血病及慢性粒细胞白血病等。在其他疾病如皮肤病、结缔组织病及内分泌疾病中,也会出现轻度增高的情况。嗜酸性粒细胞减少见于伤寒、副伤寒及术后的严重组织损伤。

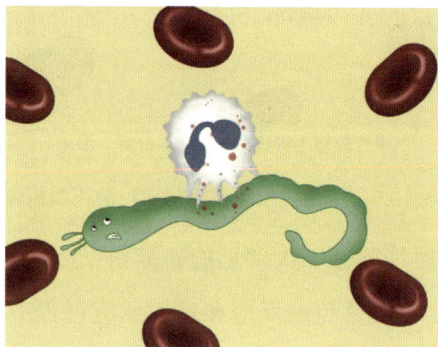

嗜酸性粒细胞黏附在寄生虫上,并将体内酶注入寄生虫体内

图1.27 嗜酸性粒细胞参与寄生虫感染免疫应答

嗜碱性粒细胞是血液白细胞中数量最少的一种粒细胞，占白细胞总量的1%以下，与嗜酸性粒细胞相同，是参与免疫反应和过敏反应过程中的细胞。其胞体呈圆形，胞质内含有分布不均匀、大小不均的粗大嗜碱性颗粒，包含组胺、肝素、过敏性慢反应物质，主要功能是参与机体I型超敏反应。

嗜碱性粒细胞增高主要见于：①过敏性疾病，如过敏性肠炎、红斑狼疮；②血液系统疾病，如：嗜碱性粒细胞白血病、慢性粒细胞白血病；另外在一些内分泌疾病、感染性疾病中也会出现轻度增高。因嗜碱性粒细胞在血液中含量较少，所以数量减少并无太大的临床意义。

（陆军军医大学第二附属医院 张洪洋）

1.7 单核细胞与巨噬细胞——血液家族的"老大哥"

1.7.1 单核细胞和巨噬细胞从哪里来？

我们知道，骨髓中的"造血干细胞"是血液中细胞们的"源头"。无论是红细胞、白细胞，还是血小板，都需要从骨髓中产生。单核细胞也不例外，并且它们是血液中的"老大哥"——体积最大的血细胞。既然是"老大哥"，数量自然也稀少。事实上，单核细胞的数量只占白细胞的3%~10%。

即使是"老大哥"，也需要一个成熟的过程。单核细胞的"摇篮"是骨髓组织，进入血液时，它还只是个不成熟的"小孩"。只有在血液中"磨炼"2~3天后,它才能逐渐迁移到身体组织中,变得成熟起来,继续发育成为"老大哥"——巨噬细胞(图1.28)。

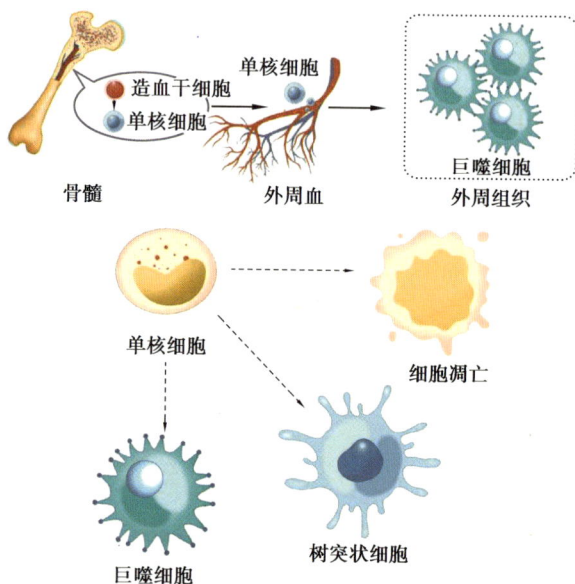

图1.28 单核细胞与巨噬细胞的形成

与单核细胞相比,巨噬细胞的体积更加巨大,并且含有更加丰富的内质网和线粒体,以适应它的细胞活动。

1.7.2 单核细胞和巨噬细胞的作用有哪些?

说了这么多,那这"老大哥"究竟有什么用呢?是有"真材实料",还是只会"花拳绣腿"?带着这个疑问,我们就要开始说到它的功能了。我们知道,人体之所以能够抵抗病原体的入侵,是因为有一个神奇的系统——免疫系统的存在。免疫系统就好像人体中的"警察局",而这个"警察局"里又有两个"派出所",一个叫"适应性免疫",一个叫"天然免疫"。单核细胞与巨噬细胞可不得了,它们可是"天然免疫"中最重要的成员(图1.29)。

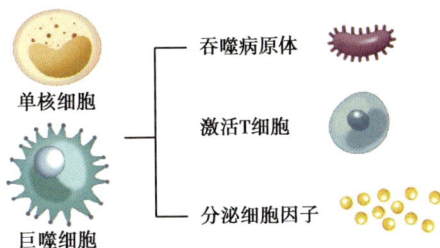

图1.29 单核细胞与巨噬细胞的主要功能

首先,一旦机体中有外界的细菌、病毒、寄生虫等病原体入侵,或是自身有坏死的组织碎片出现时,单核细胞与巨噬细胞便担任"先锋队",在炎性分子的刺激下迅速抵达感染部位,将异物吞噬、包裹。此外,它们还能作为"传令兵",将吞噬的异物加工后呈递给"适应性免疫"的成员——T细胞,以激活T细胞介导的免疫反应。最后,它们还是培养战士的"教导队",能分泌出许许多多的细胞因子,比如集落刺激因子、肿瘤坏死因子、白细胞介素、干扰素等,以调节炎症环境和其他免疫细胞的活动。

(陆军军医大学第二附属医院 刘水清)

1.8 T细胞——血液家族的"特种兵"

抗体的重要性不言而喻,它们能够帮助我们产生对病毒的免疫力。为了使免疫系统能够击退任何种类的入侵者,除了抗体,我们还需要一种叫作T细胞的白细胞。

1.8.1 T细胞是怎么训练的?

T细胞是在骨髓中制造,在胸腺中发育成熟的。胸腺在心脏上方,是T细胞接受训练的地方。T细胞在这个"训练营"里学习如何区分"自己人"和"敌人",避免去攻击自身正常的细胞和组织。每个T细胞都有一个独特的T细胞受体,只能与一种类型的抗原相配,就像一把锁只能与一种形状的钥匙相配。抗原就像识别标签一样,为免疫系统提供有关细胞和敌人的信息。从胸腺训练营中"毕业"的T细胞只能算是"新兵",当它们遇到敌人(细菌、病毒、癌细胞等)并成功击退敌人时,才可以升级为"士官"——效应T细胞。

1.8.2 T细胞的分类与作用方式

效应T细胞在身体内巡逻的时候发挥着不同的作用,它们可以作为"杀手细胞",攻击感染了病毒或其他类型病原体的细胞,也可以作为"辅助细胞",支持B细胞产生抗体。"杀手细胞"是带有CD8标记的细胞毒性T细胞,可以直接攻击被病原体"附体"的细胞,释放强有力武器"穿孔素"和"颗粒酶",破坏被感染的细胞并清除病毒。"辅助细胞"是带有CD4标记的T细胞,不仅可以帮助B细胞制造武器"抗体"来攻击敌人,还可与巨噬细胞一起寻找敌人的抗原。一旦发现目标,辅助性T细胞会释放信号召唤其他T细胞和B细胞,共同对抗敌人。此外,当免疫系统识别外部病原体时,除了"杀手细胞"和"辅助细胞"迅速到达现场杀敌,还有一群细胞在战场冷静观察,并随时准备阻止"杀手细胞"不受控制地升高,以保护感染周围的健康组织,它们就是调节性T细胞,主要负责监督和协调家族中其他免疫细胞的工作,保障免疫家族成员的和睦相处。

1.8.3　T细胞的改造与细胞治疗

艾米丽是有史以来第一个接受基因修饰的T细胞的儿童,她在5岁的时候得了急性淋巴细胞白血病,并在当地的医院进行了化疗。化疗在90%的情况下可以治愈像她这样的白血病患儿,但不幸的是艾米丽复发了。她最终在费城儿童医院接受了治疗,治愈了她的这种实验性治疗方法叫作嵌合抗原受体T细胞或CAR-T疗法。这种T细胞带有一个小旗子或一个鱼叉,科学家在实验室里培养它们到非常大的数量,然后回输给艾米丽,在她身体里清除了白血病细胞并守护她至今。CAR-T疗法的成功也证实了是T细胞的发现让免疫治疗成为可能。

（陆军军医大学第二附属医院　宋清晓）

1.9　B细胞——血液家族的"导弹兵"

1.9.1　什么是B细胞?

　　B细胞是淋巴细胞的一种,由于其主要在骨髓中发育而得名。在人的一生中,每天大约产生10亿个B细胞。那么,这些B细胞是怎么发育成熟并发挥其功能的呢?

1.9.2　B细胞成长

　　B细胞和T细胞一样,起源于骨髓的淋巴祖细胞。淋巴祖细胞是一种淋巴系前体细胞,可以分化成B细胞,T细胞和NK细胞。B细胞的发育,分为非抗原依赖期和抗原依赖期。首先,B细胞在骨髓微环境诱导下,经过前B细胞、不成熟B细胞、成熟B细胞活化B细胞和浆细胞几个发育阶段。在此过程中,B细胞的分化不受抗原影响,因此被称为B细胞分化的非抗原依赖期。随后,成熟B细胞离开骨髓,进入周围免疫器官定居,并在那里接受特异性抗原刺激,在辅助性T细胞和抗原提呈细胞的协助下增殖,进一步分化成为浆细胞或记忆性B细胞,此过程为B细胞分化的抗原依赖期。浆细胞又称效应B细胞,能够在抗原刺激下合成和分泌抗体,并释放到血液中。每个浆细胞每秒钟能生成数百到数千个抗体。然而,随着大量抗体的生成,浆细胞会逐渐失去其作为抗原呈递细胞的能力并死亡。在成熟B细胞分化为浆细胞的过程中,部分B细胞停止增殖，分化为记忆B细胞。与浆细胞相反，记忆B细胞的寿命很长，在重新遇到抗原之前一直处于休眠状态。当它们再次暴露于抗原时，记忆B细胞立即重新活化并分化为能分泌抗体的浆细胞。

1.9.3　B细胞的作用

B细胞的主要功能是在抗原刺激下产生抗体，是体液免疫应答的一个重要组成部分。如果将人体免疫系统比作一个部队的话，那么B细胞就是勤劳的"导弹兵"。辅助T细胞作为免疫系统的"指挥官"，当他收到巨噬细胞报告的外敌——抗原（细菌、病毒、癌细胞等）入侵信息后，对浆细胞发出指令，浆细胞收到指令后会根据这一次入侵敌人的具体情况制定战术，生产制造出特殊的生物导弹武器——抗体。抗体可以针对敌人身上的某一种"弱点"进行精确的"封锁、打击、阻断"，精确制导，而不伤害周围的群众——健康组织。而记忆B细胞则牢牢记住了这次入侵敌人的样子，当相同的入侵者再次来临时，记忆B细胞就能立即识别敌人的种类，调取之前的作战方案，分化为浆细胞并产生抗体，对敌人进行精准且迅速的打击。

可以看出，B细胞与人类健康息息相关。以在攻克霍乱和天花，或者是在新型冠状病毒防治中起到了关键作用的疫苗为例，疫苗之所以起效，B细胞可以说是功不可没。疫苗的本质其实就是毒性更小的病毒，虽然毒性降低，但是仍然可以引起B细胞反应——产生抗体"导弹",精准消灭病毒。当机体再次出现同样的病毒感染时,记忆B细胞可以迅速做出反应,从而起到预防的作用(图1.30)。

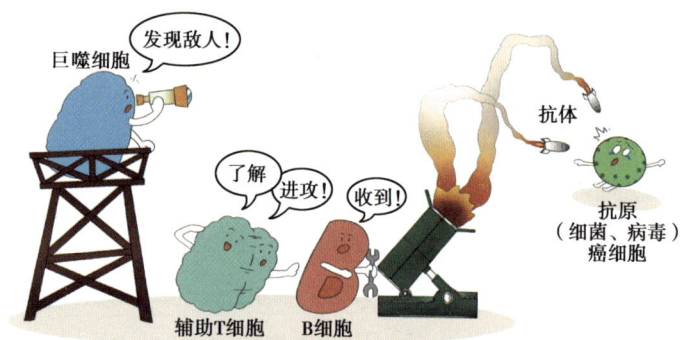

图1.30 导弹兵——B细胞

（陆军军医大学第二附属医院 刘金宜）

1.10 NK细胞——免疫系统的"哨兵"

我们体内时刻发生的免疫战斗与电影里对抗敌人的战斗如出一辙,需要我们身体里面的免疫部队协同作战、共同抗敌,而在与癌细胞较量的战争中,首当其冲的是NK细胞。

1.10.1 什么是NK细胞?

NK细胞属于免疫细胞家族的一员,又名自然杀伤细胞,它们的特性跟名字一样,就是为了杀伤敌人。当身体遇到病毒、细菌、癌细胞等"敌人"后,NK 细胞能迅速做出反应。NK细胞与 T 细胞、B 细胞并列为第三类群淋巴细胞,因其细胞较大,含有胞质颗粒,故也称大颗粒淋巴细胞。NK 细胞杀伤的靶细胞主要是肿瘤细胞、病毒感染细胞和较大的病原体(如真菌和寄生虫)等。

1.10.2 NK 细胞的作用

NK 细胞平时就像哨兵一样,在人体的血管里面进行巡视,一旦发现有不正常的细胞,立即能释放穿孔素将它们杀死。它有三个主要特点:第一,它是人体与生俱来的免疫系统,绝对是走在最前方的战士,几乎所有的肿瘤细胞都会先受到 NK 细胞的攻击。第二,具有广谱的抗肿瘤作用,不需要肿瘤特异性识别,且不会被细胞表面的主要组织相容性复合体抑制活性限制。第三,情况反馈及时,一旦发现"敌情",迅速"上报"并启动整个免疫系统的防御和杀伤功能,所以,杀癌效果强大。但是人体内 NK 细胞数量较少,在外周血中约占淋巴细胞总数的 15%,在脾内约占 3%~4%,也可出现在肺脏、肝脏和肠黏膜,而在胸腺、淋巴结和胸导管中罕见。

1.10.3 NK 细胞的行动方式

NK 细胞存在于人的血液当中,是抗癌的"第一反应者",

它就像是一直在体内执勤的"哨兵",随着血液到处跑。在巡逻时,NK细胞不断接触其他细胞,一旦发现体内出现异常细胞,马上"稳、准、狠"地第一时间处理掉,因此NK细胞在对抗癌症的第一道防线中扮演着关键角色。NK细胞是通过释放穿孔素和颗粒酶或通过死亡受体直接杀死肿瘤细胞,它通过分泌细胞因子和趋化因子扮演免疫系统的调节细胞角色,激活T细胞等的杀伤作用。此外,它还会形成ADCC作用(抗体依赖性细胞介导的细胞毒作用),B细胞在找到癌细胞时,就会悄悄地把特异性免疫球蛋白G抗体留在癌细胞身上作为标记以提醒NK细胞,见到这个标记的NK细胞就见一个杀一个,并在巨噬细胞和B细胞的帮助下,杀癌士气大增。

一般来说,肿瘤细胞发展需要20~30年,在这段时间内叫癌前病变。如果心态好、饮食平衡、生活习惯健康,整个机体状态就能保持平衡,这些潜在的肿瘤就不容易发展起来;如果经常闷闷不乐,癌细胞可能就会迅速发展。所以用开怀大笑的方式激活免疫细胞,是很有道理的,因为大笑后,NK细胞会精神陡增,迅速杀死癌细胞(图1.31)。

虽然随着岁月的流逝,NK细胞等免疫细胞也会衰老,它的战斗力也会随之下降。但是随着现代科技的不断提升,我们可以通过再生医学技术,使用免疫细胞去进行疾病预防。当我们需要时,将自身的免疫细胞提取培养、扩增,使之成为一支年轻的、充满活力的免疫细胞特种部队。最后定期进行免疫细胞保健,便可以起到延缓衰老,改善亚健康,降低肿瘤发病风险等多种作用。

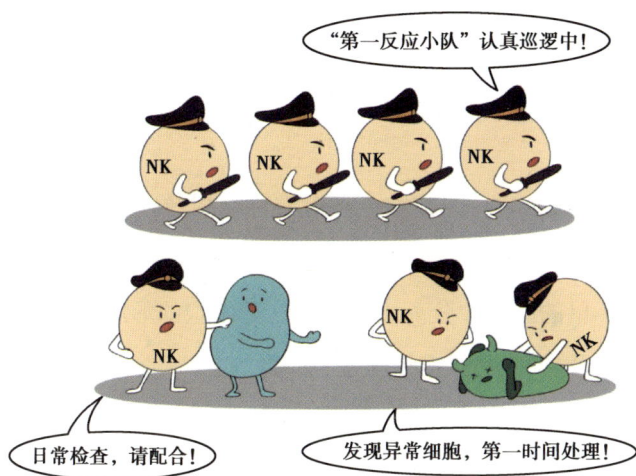

图 1.31 "哨兵"——NK 细胞

（陆军军医大学第二附属医院　王筱淇,汪煜清）

1.11　树突状细胞——免疫系统的"司令官"

2011 年的诺贝尔生理学或医学奖得主斯坦曼（Steiman），发现树突状细胞是人类免疫细胞系统的"司令官"，主导免疫系统的各种功能。树突状细胞的功能是吞噬、加工及呈递抗原，将交手过的癌细胞特征告诉辅助 T 细胞和 B 细胞。接受树突状细胞指令的辅助 T 细胞，会活化细胞毒性 T 细胞、NK 细胞、巨噬细胞和已经接受树突状细胞刺激的 B 细胞；细胞毒性 T 细胞会在辨识癌细胞后予以毒杀，少数的细胞毒性 T 细胞会被辅助 T 细胞转为记忆 T 细胞；NK 细胞会直接攻击癌细胞，巨噬细胞则会更容易分解所吞噬的癌细胞。

1.11.1　什么是树突状细胞?

树突状细胞,因细胞成熟时有许多树状或伪足样突起而得名,最初是由洛克菲勒大学的斯坦曼和科恩(Cohn)于1973年从小鼠的脾脏中分离出来的。这群细胞的形态和功能与淋巴细胞、粒细胞和巨噬细胞是不一样的。

在我们人体中,专职的抗原呈递细胞有单核-巨噬细胞,树突状细胞,B细胞。而树突状细胞则是目前为止发现的功能最强大的抗原呈递细胞,其表面可以表达主要组织相容性复合体(MHC)Ⅰ/Ⅱ类分子、活化T细胞所需的共刺激分子等,它可以非常高效地摄取、加工处理和递呈抗原。研究发现未成熟树突状细胞具有较强的迁移能力,成熟树突状细胞能有效激活初始T细胞,是启动、调控和维持免疫应答的中心环节。

在正常生理状态下,树突状细胞在体内数量较少但分布广泛,且大多处在未活化状态。当机体发生感染或有炎症反应时,体内那些未成熟的树突状细胞则迅速成熟,有效地激活初始T细胞产生抗原特异性应答。

1.11.2　树突状细胞的分类

树突状细胞属于单核-吞噬细胞。树突状细胞的亚群具有不同的发育特征,专门用于启动不同类型的效应T细胞,从而调整免疫反应的结果。根据来源和分化途径,树突状细胞可划分为三种类型,即传统树突状细胞,血浆树突状细胞,朗格汉斯细胞。而传统树突状细胞又分为传统Ⅰ型树突状细胞和传统Ⅱ型树突状细胞。

根据细胞成熟程度,树突状细胞可以划分为两种类型,即未成熟树突状细胞和成熟树突状细胞。成熟程度不同,细胞发挥功能也不同。其中未成熟树突状细胞具有较强的抗原识别能力,其细胞表面中度表达MHC,CD11c和CD80等分子。当未成熟树突状细胞与各种模式识别受体[如Toll样受体(Toll-like receptor,TLR)等]结合,或受到炎性刺激,如脂多糖等,会迅速分化为成熟树突状细胞。此时的树突状细胞在形态上会出现有明显的树突状结构,功能上表现出较强的抗原呈递能力。

根据细胞学特征和生化特性,树突状细胞可分为常驻性树突状细胞和移动性树突状细胞。其中,常驻性树突状细胞存在于次级淋巴器官中,如淋巴结、脾脏、扁桃体等。在稳态下,这群常驻性树突状细胞同样呈现出不成熟树突状细胞的表型以及低表达一些共刺激分子。而移动性树突状细胞主要分布在不同的非淋巴组织,如果要进一步精细地分类,这一亚群树突状细胞又能分成三类:间质性树突状细胞、朗格汉斯细胞和外周血树突状细胞。当体内受到抗原刺激后,移动性树突状细胞则可以迁移到淋巴结进而定居。

(陆军军医大学第二附属医院 王瑞)

第二章
漫游血液微观世界

2.1 出生前造血——最早的血细胞从哪里来?

人们通常认为造血是在出生后才开始的,但实际上,人体内的第一批血细胞是在胚胎发育早期产生的。这个过程被称为出生前造血,它是人体造血的最早阶段。本节将从胚胎发育的角度出发,详细介绍出生前造血的过程和重要性。

2.1.1 身体是怎么发育来的?

在人类的生命周期中,胚胎发育阶段是人体发生最大变化的时期。在胚胎的早期阶段,细胞们开始分化成三个神奇的层次:内胚层、中胚层和外胚层。每个层次都有着自己独特的任务。内胚层是胚胎内部的重要成员,它将发展成消化系统、呼吸系统、泌尿系统和生殖系统等。想象一下,将来它们会帮助我们消化吸收食物、呼吸顺畅、排泄废物和孕育新生命。而外胚层则会成为我们的皮肤和神经系统。皮肤是我们身体的外衣，保护着我们免受外界的侵害。而神经系统则是我们思考、感知和控制身体的中枢，让我们能够思考、感受和行动。最后，中胚层是一个多才多艺的成员，它将发展成许多不同的组织和器官，包括心脏、血管和血液系统等。

2.1.2　最早的血细胞从哪里来？

在胚胎早期，血液系统的形成始于胚胎外胚层中的原始血管。原始血管是一种特殊的血管，它由胚胎外胚层细胞聚集形成，最初没有血液循环。在原始血管的形成过程中，一小部分细胞开始分化成血细胞的祖细胞，这些祖细胞肩负着生产机体多种血细胞的重任，为个体的成长和成熟提供防御系统及循环运输系统。这个过程被称为出生前造血，是人类体内最早的造血过程。

在胚胎发育的早期阶段，胚胎内的造血细胞主要集中在肝脏和脾脏等器官中。这些器官被称为胚胎期造血器官。在人类胚胎发育的第8周左右，骨髓开始产生造血细胞，并逐渐成为主要的造血器官。此后，肝脏和脾脏的造血功能逐渐下降，最终停止。那么，在出生前造血的过程中，造血祖细胞是从哪里来的呢？研究发现，在胚胎早期，造血祖细胞最初来源于胚胎外胚层的前肠内侧层。这些细胞经过一系列的分化和增殖，最终产生出所有类型的髓系血液细胞及具有特殊防御任务的免疫细胞等。此外,出生前造血的过程还受到多种调节因素的影响。其中,最重要的是一类被称为造血细胞生长因子的生物活性物质,这些因子可以促进血细胞祖细胞的增殖和分化,从而调节血细胞的生成和发展。目前已知的造血细胞生长因子包括红细胞生成素、粒细胞巨噬细胞集落刺激因子和造血细胞集落刺激因子等。

2.1.3 出生前造血的作用

出生前造血对于胚胎发育和成长具有重要意义。在胚胎早期,由于胎儿尚未出生,需要通过出生前造血来满足胚胎自身的营养和生长需要。此外,出生前造血还能够产生大量的造血干细胞和血细胞,为婴儿的免疫系统提供足够的细胞储备,保证婴儿在出生后能够有效抵御各种疾病。在出生前造血的过程中,血液系统的形成和发育不仅是人体内最早的造血过程,同时也是十分重要的过程,是血液系统形成和发展的关键阶段之一(图2.1)。这个阶段所产生的血细胞不仅参与了胚胎的发育和成长,还对人体的免疫、代谢、运输等功能发挥着重要的作用。此外,一些研究还发现,出生前造血的缺陷可能导致一些先天性疾病的发生,例如先天性免疫缺陷病、先天性溶血性贫血等。在这个阶段,胚胎细胞开始分化成血细胞的祖细胞,通过一系列的分化和增殖,最终形成所有类型的血细胞。随着胚胎的发育,这些特殊的血细胞开始迁移到不同的器官,比如肝脏和脾脏,它们在这些器官中继续进行分化和增殖,准备迎接新的旅程。而最令人惊叹的事情发生在骨髓中,当时机成熟时,骨髓开始产生血细胞,这些血细胞会不断地分化和增殖,如同无穷无尽的泉水一样。

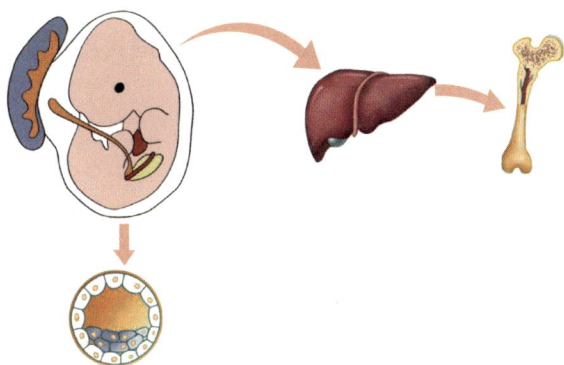

图2.1 出生前的造血作用

(陆军军医大学第二附属医院 王峥)

2.2 骨髓——造血发源地

骨髓作为人类出生后最主要的造血器官,承载着为我们提供血液细胞的重任。各种红细胞,白细胞,血小板等血液系统成员都是从这里"出生"。造血干细胞移植中最重要的造血干细胞也是来源于此。因此骨髓对于我们的身体至关重要,不仅是维持身体血液系统正常的重要器官,也是免疫系统细胞的发源地。

2.2.1 什么是骨髓?

骨髓是成年人最大的组织之一,骨髓中包含了多种类型的细胞和网状结缔组织。顾名思义,骨髓主要存在于我们的骨骼中,是存在于长骨(如肱骨、股骨)的骨髓腔,或扁平骨(如髂骨、肋骨)和不规则骨(胸骨、脊椎骨等)的松质骨间网眼中的一种海绵状组织。

2.2.2 骨髓的分类

骨髓分为红骨髓和黄骨髓。能产生血细胞的骨髓略呈红色,称为红骨髓。红骨髓有造血能力,是我们血细胞的主要来源,刚出生时,所有骨髓腔中都充满红骨髓,但成年后红骨髓主要位于扁平骨和松质骨中,如在造血干细胞移植时常从髂骨、胸骨等取骨髓液。成人的一些骨髓腔中的骨髓含有很多脂肪细胞,呈黄色,且不能产生血细胞,称为黄骨髓。黄骨髓没有造血能力,人在成长过程中,随着红骨髓中脂肪细胞的增多,红骨髓逐渐被黄骨髓所取代,失去造血能力。但如果身体受到严重的伤害,出现严重缺血时,部分黄骨髓还是能够转变为红骨髓,重新恢复造血能力。

2.2.3 骨髓的作用与功能

骨髓最重要的功能就是造血。骨髓中含有造血干细胞,是所有血液细胞的来源。造血干细胞不停地复制出大量血液细胞,如红细胞、淋巴细胞、粒细胞、单核细胞等,为我们身体的供血、免疫防御和凝血功能稳定提供了大量的细胞来源。

骨髓还具有免疫防御功能。淋巴细胞分化发育后,大部分细胞都会在骨髓微环境中分化发育成熟,并跟随血液循环或者淋巴循环运输到各处执行免疫任务,也有一些细胞早期在骨髓中发育,等发育到一定阶段,就会迁移到特定的组织器官继续发育成熟。如T细胞在短暂发育后就会迁移到胸腺,发育成有功能的T细胞,为我们的身体保驾护航。

骨髓还有为骨质提供营养和供血的作用。骨髓中含有大量的成熟红细胞参与血液供应,能为我们骨质提供丰富的营养,保持骨质健康。

骨髓是造血干细胞的来源。血液肿瘤最重要且最容易治愈的方法就是造血干细胞移植,造血干细胞就来源于骨髓。现在我们采集造血干细胞的时候主要是采集外周血干细胞,主要是因为外周血造血干细胞采集比骨髓造血干细胞采集更为方便,操作过程对受试者造成的痛苦更低,供者接受度更高。而且有研究表明,与骨髓造血干细胞相比,外周血干细胞能更快地进行造血重建并且具有更强的抗白血病效应。因此,外周血造血干细胞移植已经被广泛接受并使用(图2.2)。

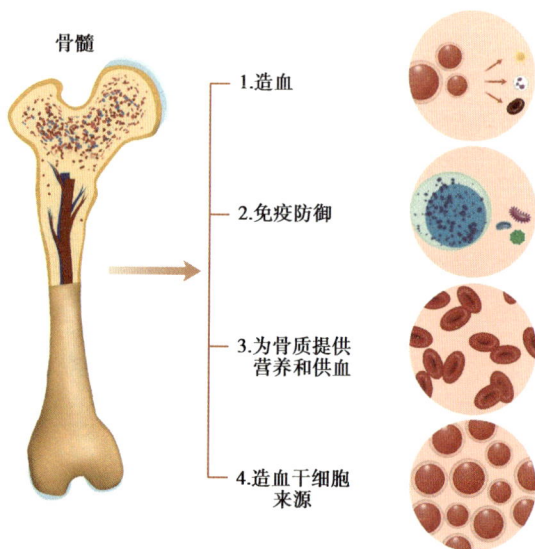

图2.2　骨髓的作用和功能

（陆军军医大学第二附属医院　杨超）

2.3　脾脏——人体的血库

2.3.1　什么是脾脏?

脾脏,是一种外形为镰刀状的扁椭圆形的器官,靠近人体的左下腹偏下位置。脾脏是人体最大的且最有效的淋巴器官,占总淋巴组织的25%。

2.3.2　脾脏的功能与作用

脾脏在调节机体生理功能方面发挥了重要的作用,比如具有造血功能。脾脏被誉为人体的另一个血库,在人体消耗不大的情况下会储存一定的血液;在运动、失血等状态的时候,脾脏又可以将储存的血液运输至外周循环系统,增加机体的血液容量并调节血浆容量与白蛋白合成调节。同时,脾脏还是人体的"净化器",人体内的循环血液每天要经过脾脏大约30~50次,约有90%的循环血液会经过脾脏,当血液中出现外来异物的时候,脾脏中的免疫细胞便会发挥清除功能。因为脾脏是进行免疫应答的主要场所,也含有许多对人体有益的免疫细胞,其中定居有成熟的淋巴细胞:如40%的T细胞以及60%的B细胞,起到免疫监视与调控作用。除这三大功能外,脾脏还可以合成和分泌一些具有生物活性的物质,例如补体成分和细胞因子等。同时,在胚胎发育早期,脾脏是重要的造血器官之一,参与红细胞、白细胞及血小板的生成。随着胎儿的成长,骨髓逐渐成为主要的造血场所,脾脏的造血功能开始下降。然而,即使在成年后,脾脏仍然保留了一定的造血潜能,尤其是在某些病理条件下,如骨髓抑制、贫血或炎症刺激时,脾脏可以重新启动造血活动,增生出红系、粒系或巨核系祖细胞,以补充血液成分的不足。此外,脾脏中还存在少量的造血干细胞,这些干细胞在极端情况下,如骨髓损伤或造血功能衰竭时,可能被激活以支持血液系统的重建(图2.3)。

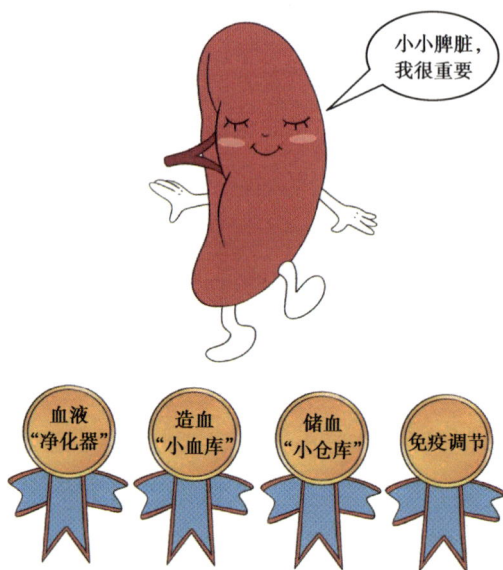

图2.3　脾脏的主要生理功能

2.3.3　为什么脾脏会肿大?

尽管脾脏不像心脏、肺脏、肾脏等器官那般被人们重视,但脾脏与血液淋巴系统却有着紧密的关系,值得引起人们的关注。一些血液疾病(例如感染、血液肿瘤)常常伴有脾脏肿大的情况,同时还会压迫人体内脏,伴随有乏力、食欲不振、发热以及白细胞异常增加的症状。那么,脾脏肿大是什么呢?脾脏肿大是一种重要的病理体征。正常情况下,成年人的脾脏重量大约为100~250克,长度约为11厘米,且在腹部位置是无法触摸到脾脏的,但脾脏肿大往往表现为脾脏重量大于400克甚至可达到500~1 000克,长度超过13厘米且仰卧或者侧卧能摸到脾脏边缘。

那么,脾脏肿大是由什么原因导致的呢?通常来说,造成脾脏肿大的主要原因有急性感染、慢性血液疾病以及肝脏疾病等(图2.4)。其中,血液病患者的肝脏和脾脏肿大是最为常见的情况。血液病往往会累及脾脏,主要原因在于脾脏是除骨髓外主要的造血器官。当骨髓的造血能力出现障碍的时候,脾脏可以代替造血,从而导致脾脏异常增生和肿大。血液恶性肿瘤(例如急性髓系白血病、急性淋巴细胞白血病、慢性粒细胞白血病、淋巴瘤、多发性骨髓瘤等)有异常的细胞浸润和增生,容易侵袭脾脏进而引起脾脏肿大。同时,白血病导致的脾脏肿大还可能是由于白血病会释放大量的幼稚性白细胞到血液中,而脾脏又会持续性"吃掉"这些不成熟的白细胞,导致脾脏代偿性的增大,尤其是慢性粒细胞白血病,脾脏肿大更为明显,甚至可能会极度肿大至盆腔部位。

脾脏在维持机体生理功能方面扮演了十分重要的角色,因此,努力保护脾脏的健康,有利于保障我们的生命安全。

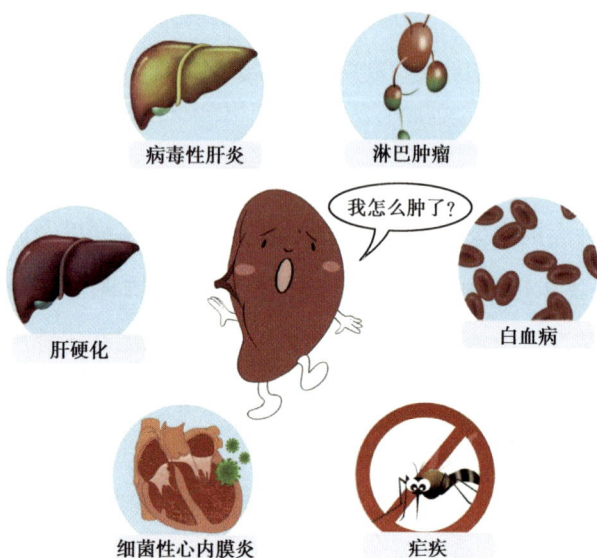

图2.4　引起脾脏肿大的因素

（陆军军医大学第二附属医院　董雪）

2.4　肝脏——人体的"化工厂"

2.4.1　肝脏的功能与作用

肝脏作为人体最大的消化腺,是消化系统的重要组成部分。同时,由于拥有双重血液供应,肝脏的血液供应十分丰富;此外,肝脏还含有丰富的血窦,能够储存血液,当机体失血时血窦可以供给血液,补充血容量,因此肝脏也是人体重要的血液和免疫系统。除了肝细胞,肝脏内定居着种类丰富的血细胞,它们是参与调控机体代谢、物质转换、髓外造血以及免疫应答与免疫反应的关键。

2.4.2 肝脏的常驻血细胞

肝脏中常驻的血细胞,包括:库普弗细胞、单核细胞、自然杀伤细胞、中性粒细胞、T细胞、B细胞、树突状细胞等(图2.5)。

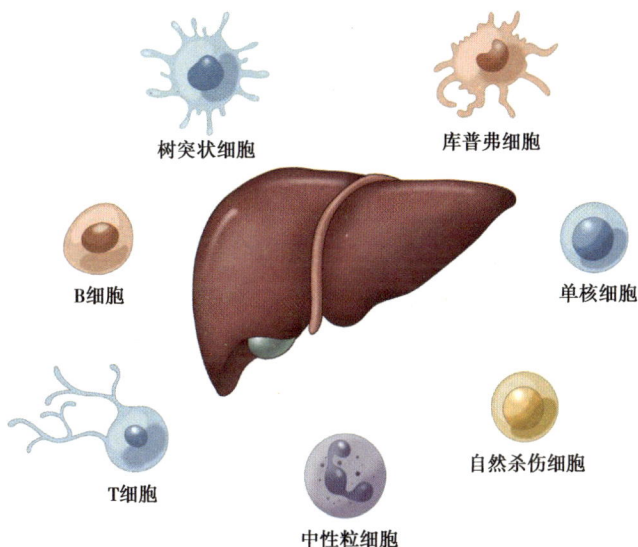

树突状细胞

库普弗细胞

B细胞

单核细胞

T细胞

自然杀伤细胞

中性粒细胞

图2.5 肝脏的常驻血细胞

库普弗细胞,又称肝巨噬细胞,由血液单核细胞黏附于肝窦壁上分化而成,是单核巨噬细胞系统的重要组成部分,约占人体巨噬细胞的80%左右。库普弗细胞能吞噬、隔离和消除外来的抗原、抗原抗体复合物以及细胞碎片,是肝脏防御系统的第一道防线,对于肝脏及全身的防御免疫有重要作用。

树突状细胞是肝脏中主要的抗原呈递细胞,存在于肝脏门脉基质、胆管及肝窦附近。肝脏中大部分树突状细胞处于不成熟状态,不成熟树突状细胞能够通过调节辅助性T细胞1型/辅助性T细胞2型的比例,促进调节性T细胞成熟从而实现肝脏免疫耐受环境的产生。不成熟树突状细胞在病原体的刺激下,通过表面标志物和T细胞刺激介质的产生,转变为成熟状态,激发T细胞免疫应答,是移植排异反应的关键因素之一。

肝脏驻留的自然杀伤细胞,主要贮存于肝窦内和肝实质中,由血液中未成熟的CD16(-)NK细胞分化而来,成为CD49a+和CXCR6+NK细胞并驻留于肝脏中,在抵抗病毒早期感染、调节T细胞应答和肿瘤免疫监视等方面发挥重要作用。肝脏中的自然杀伤细胞除了能够识别和消灭肿瘤细胞或被病毒感染的细胞,还具有适应性免疫功能,表现出潜在的记忆功能。

肝脏驻留T细胞亚群,广泛分布于门静脉中,也有部分散落在肝实质当中。肝脏中驻留的T细胞主要由αβT细胞构成,约占人体T细胞的80%。此外,肝脏中还存在一定含量的γδT细胞,是体内γδT细胞最丰富的来源之一。与血液中的循环T细胞不同的是,肝脏驻留T细胞能"无限期"地驻留在肝脏中,在感染性疾病、自身免疫性疾病以及肿瘤免疫中起到非常重要的调节作用。

除了库普弗细胞细胞、树突状细胞、自然杀伤细胞、T细胞,肝脏中还驻留着少量的自然杀伤T细胞、B细胞、中性粒细胞以及单核细胞等,它们分泌细胞因子和趋化因子,参与抗原递呈及免疫调节等功能,在肝脏中发挥重要的抵抗感染和防止组织损伤的作用。

(陆军军医大学第二附属医院 夏琳)

2.5 淋巴结——人体的"堡垒"

淋巴结犹如一道堡垒,将淋巴液中携带的"坏东西"(如病毒、细菌、寄生虫、肿瘤细胞等)统统拦在门外,并与这些"恶势力"展开殊死搏斗,竭尽全力地捍卫着人体的健康。这些发生在人体内的"免疫战争"时大时小,许多时候在我们完全不知情的情况下,"敌人"已经被战斗力满满的淋巴结驱逐出境,但有些时候就不是这么云淡风轻了。当"敌人"太过强大时,我们的淋巴结"战士"也会"挂彩",会"负伤",甚至溃不成军,给了"敌方"可乘之机,相应地在我们人体上的表现就是淋巴结肿大,乃至疾病的发生。

2.5.1 什么是淋巴结?

淋巴结是人体的重要免疫器官,分散在全身各处淋巴回流的通路上,它与淋巴管相连通,是淋巴回流的重要滤器,是维护我们身体健康的重要屏障。一个成年人的体内大约有

500~600个淋巴结,其中位于体表的称为浅表淋巴结。健康人浅表淋巴结很小,直径多在0.2~0.5厘米,不容易摸到。淋巴结广泛分布在全身各处,在躯干较为隐蔽的凹窝处相对密集,如耳后窝、颈部、腋窝、锁骨上窝、腹股沟等。淋巴结的主要功能是过滤淋巴液、清除细菌和异物、产生淋巴细胞和抗体等。

2.5.2 什么是淋巴结肿大?

淋巴结肿大是一种非常常见的疾病表现,可发生于任何年龄段的人群(图2.6)。由于人体的各个部位或者器官附近都有淋巴结,这些局部淋巴结具有阻截和清除细菌或毒素等异物的作用,成为阻止病变蔓延和扩散的防御屏障。当人体局部或器官发生病变或产生炎症时,细菌、毒素等异物可随淋巴管扩散到附近相应的淋巴结。此时淋巴结内的细胞迅速增

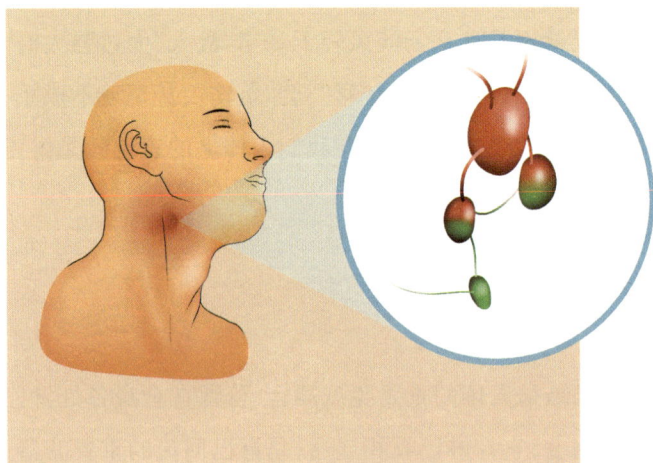

图2.6 淋巴结肿大

殖,体积增大,故导致局部淋巴结肿大。若淋巴结直径大于
1.5厘米,或位置、数量、质地异常,有压痛、局部红肿热痛、可
触诊触及、与周围组织产生粘连等情况,甚至周围组织已产生
破溃,则可能已发生淋巴结肿大。大多数的淋巴结肿大并非
癌症的体征,往往与炎症有关,如病毒或细菌感染,这种通常
为良性。

2.5.3 淋巴结肿大的分类

局限性淋巴结肿大。一个区域淋巴结肿大称为局限性淋
巴结肿大,多见于非特异性淋巴结炎、单纯性淋巴结炎、淋巴
结结核及恶性肿瘤转移。

全身性淋巴结肿大。两个区域以上淋巴结肿大称全身性
淋巴结肿大,可见于感染性疾病、免疫性疾病和恶性肿瘤等。

通常来说,肿瘤引起的淋巴结肿大只占了一小部分,如脖
颈上的肿块一直不消下去,那就需要引起高度重视了。

2.5.4 淋巴结肿大的原因

炎症。淋巴结肿大最常见于急性或慢性炎症,比如许多
人常常在感冒、发热、牙龈炎、扁桃体炎之后出现下巴或颈部
淋巴结肿大,乳腺炎时出现腋窝淋巴结肿大。在触摸或轻压
这些肿大的淋巴结时,往往会感到明显的疼痛,但随着病情的
好转,疼痛会逐渐自行消退。若发展为慢性炎症时,淋巴结可

能会一直较大，也可能随着时间的推移逐渐缩小、消失，但一般不会有明显的疼痛，仅在急性发作时稍感疼痛。

自身免疫性疾病。风湿免疫性疾病，比如系统性红斑狼疮、结节病等，也会引起淋巴结反应性增大。

肿瘤。正如大家知道的那样，淋巴结肿大亦是癌症的危险信号。此时的淋巴结一般没有压痛，但往往质地坚硬。淋巴瘤就是原发于淋巴结的恶性肿瘤，表现为全身一个或多个区域淋巴结肿大，此外，淋巴细胞白血病亦会导致淋巴结肿大。当恶性肿瘤转移至淋巴结时，何处淋巴结会发生肿大往往有规律可循。譬如：左锁骨上淋巴结肿大，多由胃癌、食管癌转移而来；右锁骨上淋巴结肿大，多由肺癌转移而来；腋窝淋巴结肿大，常常由乳腺癌转移所致；颈部淋巴结肿大，多见于甲状腺癌、鼻咽癌发生转移。

细胞增生代谢异常。如朗格汉斯细胞组织细胞增生症（组织细胞增生症X）、脂质沉积病、结节病等。

2.5.5 淋巴结肿大该怎么办？

我们可以看出，病变的性质、轻重不同，淋巴结预警的信号亦不尽相同。所以，当我们摸到淋巴结肿大时，不必过度惊慌，可以先回想下最近是否得过感冒，或身体某处是否出现炎症，如果有的话，这种情况一般是无须特殊处理的。在人的一生当中，淋巴结肿大会反复发生，因此在脖子上摸到肿块是不足以作为恐慌的根据的。

1.如何自检？

大多数的浅表性淋巴结是可以通过触摸来进行自检的，如颈部、腋窝、腹股沟处。将食指、中指、无名指三指并拢，指腹平放于所需要检查部位的皮肤上，按压皮肤与皮下组织之间进行滑动，可垂直或转动式滑动。如果通过自检发现淋巴结肿大或近期内迅速增大，应及早就医。

2.如何预防？

①治疗原发病，慢性疾病，增强机体抗病能力，提高免疫力。

②远离高危环境，如有装修污染，潮湿、阴暗、杂乱的环境。一年中染发最好不超过两次，少接触有机溶剂、杀虫剂、除草剂等。

③均衡饮食。日常生活中，要做到荤素搭配，低温烹饪。可适当多吃富含优质蛋白的食品，如牛奶、鸡蛋、鱼肉等。

④保持运动，注意避免劳累，补充睡眠。

⑤定期体检。

（陆军军医大学第二附属医院 饶军）

2.6 胸腺——人体的"军事学校"

说到胸腺，不得不提到血液家族的"特种兵"——T细胞。为了辅助免疫系统管理好我们的身体，T细胞必须在胸腺这一人体"军事学校"中经过严格训练,做到服从命令、听从指挥,才能成为一名合格的"特种兵"。

2.6.1　什么是胸腺?

胸腺位于我们身体胸骨柄(胸口)后方,大血管的前面,有两页,左右不对称,其形状不一,呈短粗肥厚或长扁条状,浅白色中有粉红色。胸腺在新生儿及幼儿时期较大,为10～15克,性成熟期最大为25～40克,以后则开始萎缩,逐渐变小,老人仅有10～15克,随着脂肪组织变多,颜色也变成了浅黄色。

胸腺这所"军事学校"里面有很多由被膜结缔组织构成的"墙板",叫小叶间隔,这些"墙板"将胸腺分隔成许多间"训练室",即胸腺小叶。每个"训练室"有两个区域,分别是皮质和髓质。皮质里面有很多胸腺细胞——没有成熟的T细胞——在接受严格训练;髓质里面是少量成熟的T细胞和保证胸腺功能正常的"教导员",比如胸腺上皮细胞、巨噬细胞和交错突细胞。

2.6.2　胸腺的功能

胸腺主要是为了培育我们的"特种兵"——T细胞。巨噬细胞和交错突细胞参与胸腺内微环境的形成,为T细胞的培育提供了良好的学习氛围;胸腺上皮细胞做着"教导员"的工作,他们分泌的胸腺素和胸腺生成素均能促进胸腺细胞的分化,再对未成熟的T细胞指导、教育,最后完成考核。

　　未成熟的T细胞学习的课程主要是两门,一门是"认识并消灭敌人",即辨认出会对我们的身体造成伤害的病原体,并把他们消灭掉或者记录下来,报告给其他部门;另一门就是"认别友军",对身体里面"友邻单位"的同事都要认识,不能自己人打自己人(图2.7)。学习过后的考试非常严格,一旦没有通过,未成熟的T细胞就会慢慢死去,只有那些通过了考试的"优秀学生"才能成为真正的"特种兵"进而被输送到全身各个驻扎地点,保卫我们的身体。

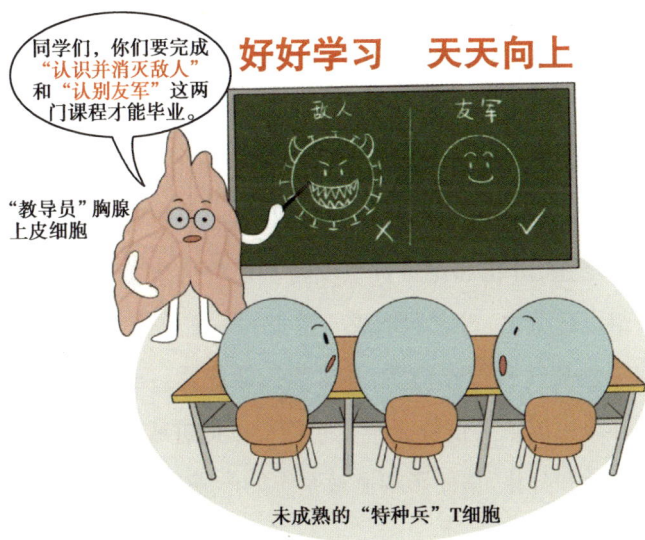

图2.7　胸腺——人体的军事学校

(陆军军医大学第二附属医院　杨世杰)

2.7 造血微环境——成熟血细胞的土壤

2.7.1 什么是造血微环境？

造血微环境是指支持和维持造血过程所必需的细胞、细胞外基质和信号分子等因素的集合体。它们确保血液系统中的血细胞不断产生和更新，以保持人体正常生理和免疫功能。

2.7.2 造血微环境的组成

造血微环境由多种细胞、细胞外基质和信号分子等因素组成，如骨髓基质细胞、血管内皮细胞及多种多样的细胞因子等。骨髓基质细胞是造血微环境中最重要的细胞类型之一，它们包括成纤维细胞、内皮细胞、骨细胞和脂肪细胞等。这些细胞通过分泌不同的细胞因子和细胞外基质成分，为造血干细胞的增殖、分化和定位提供支持。血管内皮细胞是血管的主要组成部分之一，它们形成了密集的毛细血管网，为造血干细胞提供氧气和营养物质，并排泄代谢产物。细胞因子是造血微环境中的重要信号分子。它们可以促进或抑制造血干细胞的增殖和分化，从而影响血液系统的形成和发展。

2.7.3 造血微环境的功能作用

造血微环境对于生产血液细胞及维持血液细胞的功能十

分重要,具有以下几个方面的功能。首先,造血微环境具有提供支持的功能。造血微环境中的骨髓基质细胞、血管内皮细胞和其他类型的细胞通过分泌不同的细胞因子和细胞外基质成分,为造血干细胞的增殖、分化和定位提供支持和分化的能力。这个微环境包括细胞外基质、细胞因子和附近细胞的信号,这些信号可以抑制干细胞分化。其次,造血微环境具有保持造血干细胞干性的功能。造血干细胞需要处于一种特殊的微环境中,以保持其干性。造血微环境不仅能维持干细胞的干性,还能诱导干细胞分化成各种类型的血细胞。不同类型的造血微环境可以促进不同类型的血细胞分化。细胞因子可以通过调节造血干细胞的增殖和分化,从而控制造血干细胞的数量和品质。然后,造血微环境具有消除受损细胞的功能。造血微环境中的骨髓基质细胞和其他细胞类型可以消除受损细胞,并清除细胞间的垃圾,从而确保造血微环境的健康。再者,造血微环境具有促进血液系统的形成和发展功能。造血微环境对血液系统的形成和发展至关重要,通过控制造血干细胞的增殖、分化和定位,造血微环境可以确保血液系统中各种血细胞的正常生成和更新。最后,造血微环境具有调节免疫系统的功能,不仅对血液系统的形成和发展有着重要作用,还可以调节免疫系统。例如,造血微环境中的骨髓基质细胞和其他免疫细胞可以产生不同类型的细胞因子,从而影响免疫细胞的增殖、分化和功能。

造血微环境的紊乱可能导致多种血液疾病,如恶性程度高的髓系或者淋巴系白血病、骨髓的纤维化及骨髓的异常增生相关疾病等。这些疾病通常与微环境中某些成分的缺失或过度表达有关。因此,研究和理解造血微环境的组成和功能,对于预防和治疗这些疾病具有重要的意义。造血微环境在维持血液系统的正常功能和免疫功能方面扮演着关键的角色。如果微环境失去平衡,将会导致多种血液系统疾病的发生和发展,如贫血、血小板减少性紫癜、骨髓增生异常综合征和白血病等。例如,当骨髓微环境发生异常时,可能导致造血干细胞的增殖和分化异常,进而影响血液系统中各种血细胞的生成和更新。同时,骨髓微环境中的细胞因子也可能发生异常,导致免疫细胞功能异常或免疫耐受失调,从而引发自身免疫性疾病或肿瘤等疾病。

综上,造血微环境是支持和维持血液系统正常功能和免疫功能的重要组成部分,造血微环境的平衡和稳定对血液系统的正常运行至关重要(图2.8)。未来,通过深入研究造血微环境的组成和功能,以及其在血液系统和免疫系统中的重要作用,将有助于提高对多种血液系统疾病的诊断和治疗水平,为临床进行针对性的治疗以及更好地助力相关药物的研发指明方向。同时,我们也需要加强对造血微环境的研究和认识,以更好地控制和调节微环境中的细胞因子、信号分子等因素,从而实现对造血干细胞的精准操作和治疗。这不仅可以为患者带来更加精准的治疗,也有助于我们更深入地了解造血微环境的神秘和奥妙。总之,造血微环境作为维持血液系统正常功能和免疫功能的重要组成部分,其作用不可忽视。我们需要不断深入探索,加强基础和临床研究,为未来

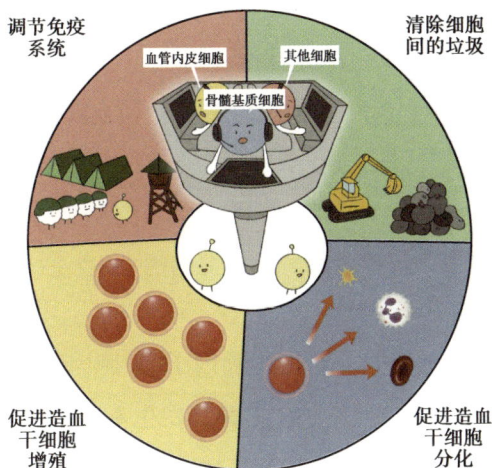

图2.8 造血微环境

的临床治疗和药物开发提供新的思路和方法,最终实现对造血微环境的精准调节和控制,为人类的健康事业做出更大的贡献。

(陆军军医大学第二附属医院 王崝)

2.8 白血病微环境——被侵占的土壤

2.8.1 什么是白血病微环境?

白血病微环境与造血微环境既"相同"又"不同"。造血微环境参与造血干细胞的维持、自我更新和定向分化,是造血干细胞发育、分化、成熟的重要工厂,是造血干细胞生长的关键场所。然而一旦造血干细胞发生病变,或者造血微环境发生变化,诱导白血病发生,那造血微环境这个工厂有些生产线就会逐步转变,开始生产白血病细胞,并给白血病细胞提供完善的后勤保障。

2.8.2 白血病微环境怎样导致白血病的发生?

白血病微环境是一个由生长因子、细胞因子和基质细胞组成的动态网络,能够为白血病的发生和发展提供支持环境。白血病微环境通过如下几种方式导致白血病的发生(图2.9)。

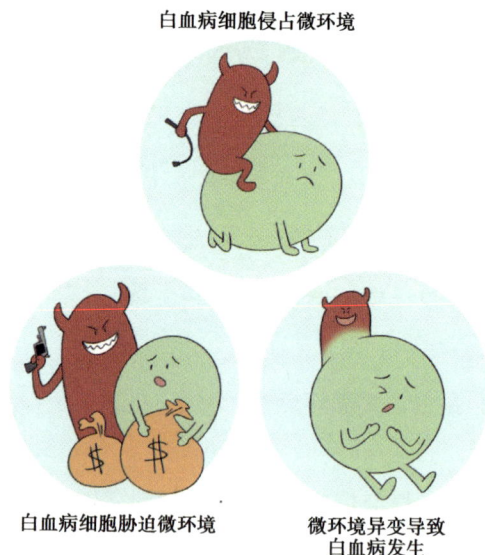

白血病细胞侵占微环境

白血病细胞胁迫微环境   微环境异变导致白血病发生

图2.9 白血病微环境发病示意图

①白血病细胞侵占造血微环境,并利用其中的特定信号分子来维持其生存。这是通过与正常造血微环境中的成分(尤其是干细胞和祖细胞)竞争,抑制正常造血或"劫掠"微环境中的营养实现的。白血病细胞和正常干细胞其实表面上并无太大差异,因此在原来的生存环境下,白血病细胞如鱼得水,不停地掠取资源,壮大自己的队伍。这样不仅发展了白血病细胞的部队,同时也侵占了正常造血干细胞的土地,让其吃不饱穿不暖,甚至无法生长。

②白血病细胞操纵微环境使其成为"协犯",协助白血病的发展和转移。正常造血微环境会在白血病细胞的威胁下协助其发育,比如由一个伴侣细胞通过黏附连接与干细胞构成简单"龛"。还有可能把两个或多个不同干细胞与一个或多个伴侣细胞连接通过信号调控形成复杂的三维结构协助其生长。

③造血微环境是白血病发生的始动因素,即微环境异常直接导致造血细胞恶变,例如成骨细胞特异性敲除 Dicer1 基因(一个参与微 RNA 处理的基因)能引起造血细胞的恶变。造血微环境异变成白血病微环境也是可能的,一旦发生,就会将正常的造血干细胞引入歧途,使其不听管教、恶性发育,等这一批造血干细胞走上"社会",就成为了白血病细胞。

(陆军军医大学第二附属医院 杨超)

2.9 造血重建——造血干细胞移植

2.9.1 什么是造血重建?

目前临床上治疗大部分血液疾病,尤其是一些恶性血液肿瘤,例如不同类型的白血病、多发性骨髓瘤等,主要采用造血干细胞移植的手段来进行治疗(图2.10)。造血干细胞移植是血液科应用最为广泛的一种治疗疾病的手段,目前也是临床上治愈恶性血液疾病最为有效的方法,治愈率达到50%以上。造血干细胞移植的主要目的,就是尽可能地清除体内肿瘤细胞,并为外来的造血干细胞提供造血空间。其主要原理是给患者输注兼具正常造血功能和具有免疫活性的造血干细胞,从而代替体内已经发生恶性病变、有缺陷或某些缺乏的细胞行使细胞功能,达到骨髓中造血和免疫功能重塑和再生的目的,并进一步利用患者自身恢复在建的免疫功能来清除体内残余的肿瘤细胞(图2.11)。

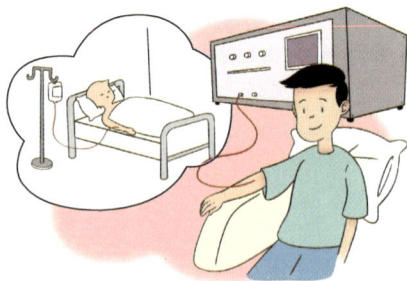

图2.10 造血干细胞移植

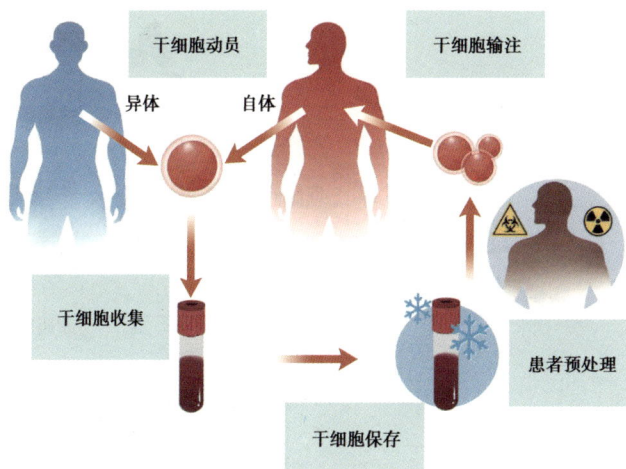

图2.11　造血干细胞移植原理

2.9.2　造血干细胞的起源

那么,为什么造血干细胞会具有如此强大的功能呢?这就不得不从造血干细胞的起源说起了。造血干细胞,通常被称为所有血液细胞及免疫细胞的"老祖宗",起源于发育中的胚胎。其中,骨髓部位的造血干细胞数量最多,大约在妊娠期的第9~12周开始,骨髓部位就开始进行发育,逐渐充满造血干细胞。造血干细胞可以发育成多种髓细胞和淋巴细胞,它可以在维持自身数目与特性的稳定性期间,同时进行增殖与分化,为人体源源不断地提供具有功能的血液细胞。简而言之,造血干细胞就是一类具有超强的自我再生和分化能力的细胞。比如一个造血干细胞可以分化为2个,2个再进一步分化为4个,以此类

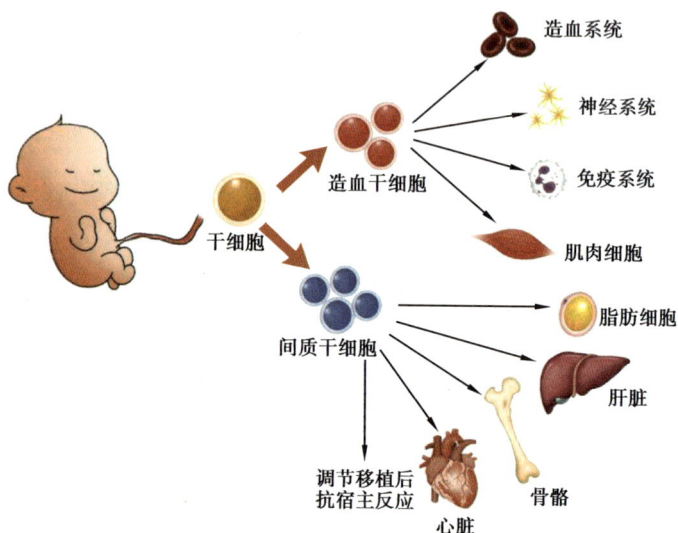

图2.12　造血干细胞的起源

推的过程就是造血干细胞的自我更新过程;再比如造血干细胞
可以转变为血液中一些重要的细胞(如红细胞、白细胞等不同
类型的细胞)去发挥各自的功能,这样的特点即为造血干细胞
的多向分化性(图2.12、图2.13)。

造血干细胞的主要来源有骨髓、脐带血以及外周血(图
2.14)。骨髓是人体最重要的造血器官,通过穿刺的方式可以
有效获得造血干细胞,然后再通过移植的方式将健康的造血
干细胞注入病人体内,帮助恢复和重建病人体内的造血和免
疫系统。此外,脐带血也是近年来临床上采用得较为广泛的
一种手段。脐带血是胎儿分娩后从脐静脉中收集的血液,其
中包含有大量的活性造血干细胞,也是现有的采集方法中最

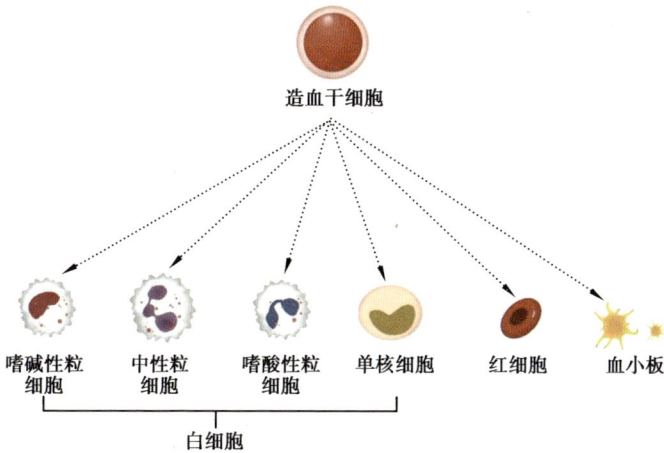

图2.13 造血干细胞的分化

为简便、无痛以及无副作用的一种。除了以上两种常见的采集方法,正常人体中的外周血中也含有部分造血干细胞,但因其数量较少,需要预先注射将骨髓造血干细胞释放出来的刺激因子,等外周血中的造血干细胞数量达到采集标准后,再进行收集。

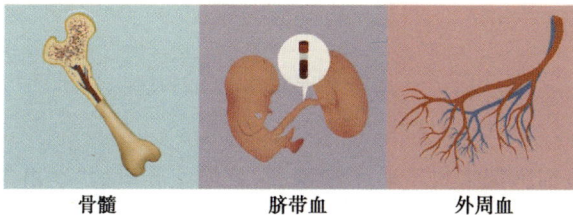

图2.14 采集造血干细胞的三种主要来源

(陆军军医大学第二附属医院 董雪)

第三章

造血稳态调控

3.1　基因突变——血液肿瘤的罪魁祸首

　　数不清的血细胞（ > 10^{12}/L）构成了庞大的血液家族，与其他固体组织器官相比，它们像江河流淌的河水，不停地在人体中流动。血细胞十分微小，看起来长得很像，但仔细分辨又不一样。然而，血细胞有共同的"祖先"，随着不断地繁衍，他们又形成了不同的"嫡系"。它们身体里都有一个相同的物质——DNA，DNA中藏着血细胞一生的秘密。

3.1.1　正常造血——血细胞是怎么来的?

　　血细胞都来自造血干细胞，它就像家族里的"老祖宗"，这些"老祖宗"数量不多，却本领强大。每个"老祖宗"都可以生出几个"长老"（造血祖细胞），"长老"也大都活得很久，但没有"老祖宗"久。一个"长老"也可以生出许多个"族长"（髓系前体细胞，淋巴前体细胞等），不同的"族长"再发展扩大成不同的亚家族。"族长"可以继续生育,一代一代传下去,传到最后就是真正战斗在一线的成员:如髓系家族的粒细胞、单核细胞、红细胞、血小板;淋系家族的淋巴细胞、浆细胞。随着增殖和分化,这些一线家族成员的寿命越来越短,红细胞可以活120天,白细胞是7~14天(或更久),血小板只能活7天。

　　造血细胞的繁衍不同于生殖细胞,生殖繁衍需要精子和卵子两种细胞,造血细胞只需要原始细胞,就可以复制细胞繁衍后代。从"老祖宗"开始,只需要把体内的DNA复制一个就可以生成新的后代。血液家族在人体中承担的运送氧气、打败细菌病毒等任务都是由最终成熟的后代来完成的,这些事情需要许许多多不同的成熟后代肩负各自使命,确保人体新陈代谢,正常运转。"老祖宗""长老""族长"等存在的意义就是不断生育(分化增殖),维持家族成员数量的稳定(图3.1)。

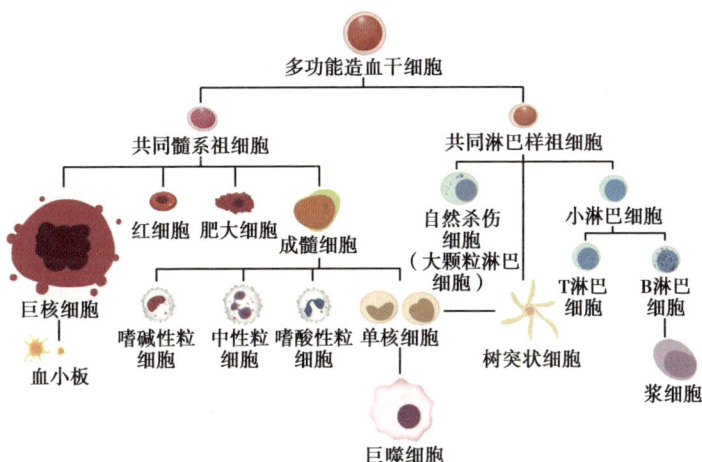

图3.1　造血干细胞的增殖与分化

3.1.2 基因突变——某些血细胞变得不一样

血细胞一生的秘密都藏在基因里,基因翻译表达形成蛋白质,蛋白质组成血细胞身体的不同部位。血细胞家族所有成员的DNA都基本一样,但是不同时间的不同的基因翻译表达组合形成了不同的血细胞。例如分叶粒细胞体内会表达MPO基因利于发挥它攻打细菌的功能,血小板会表达GPⅡb/Ⅲa基因发挥它止血的功能,造血干细胞体内会表达NOTCH等基因,决定了它可以不断分化增殖。

因为DNA很长,其复制的过程不可避免地会出错,虽然大多数的错误会被母细胞自己发现并纠正,但有些错误可能被忽略,就导致了子细胞和母细胞的DNA不一致,携带的基因也就不一样了,基因突变就发生了。我们日常生活中的X射线、紫外线、亚硝酸、病毒等都会对DNA复制起到干扰作用,提高了基因突变的概率,也增加了不可修复错误出现的可能性(图3.2)。

同为血细胞,自然有很多相同的基因,但当某一时刻某个血细胞的某个重要基因发生了突变,将有翻天覆地的改变,既可能变得拥有超颜值和超能力,也可能变得奇形怪状而丧失战斗能力,甚至成为那个可以毁掉整个家族的特殊存在。

例如,红细胞是血液家族的搬运工,正常情况下形状为双凹圆盘状,当某个红细胞的血红蛋白基因发生突变,盘状血红蛋白形成了镰刀状血红蛋白,样貌随之改变,变成了镰刀状

（图3.3），继而导致功能改变，即搬运氧气的能力降低，出现贫血等临床症状。

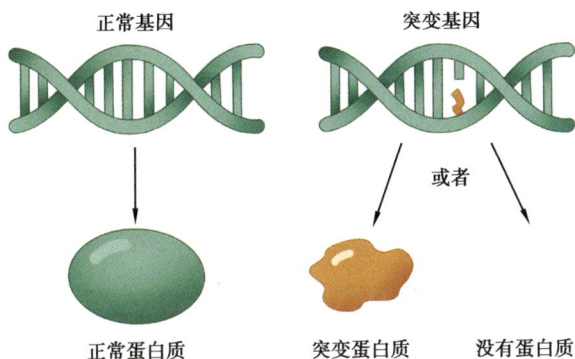

图3.2 基因突变

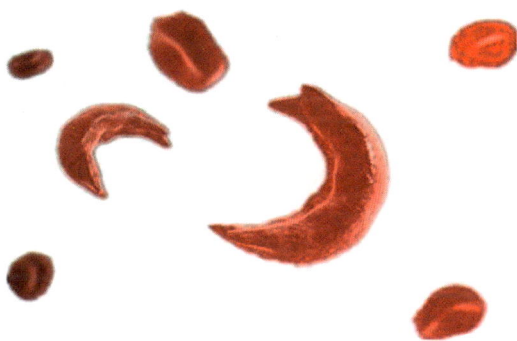

图3.3 镰刀状血红蛋白

又如，中性粒细胞本是血液家族的"卫士"，可当某一天，某个中性粒细胞的周围挤满了长得很像的同伴，但细菌入侵时，所有中性粒细胞联手都打不赢细菌。就是因为这些中性粒细胞的体内已经有了 CSF3R 基因的 T618I 突变,粒细胞家族成员变多了,但红细胞家族成员所剩无几,整个血液家族已经衰败,这个血细胞家族就变成了慢性中性粒细胞白血病家族。

3.1.3 几类重要的基因突变——"老祖宗"和"长老"的某些改变更可怕

看似是生长成熟的红细胞和中性粒细胞变了,但其实是处于源头的"老祖宗"或"长老"已经发生了改变,实质上 DNA 已经突变,只是没有在它们的身体表面表现出来而已。"老祖宗"和"长老"看似光鲜,活得久而且生育能力强,但是千万别尝试让子孙后代都成为它们那样,因为它们不成熟,不能运输氧气,也不能抵抗细菌入侵。简单地说,"老祖宗"和"长老们"有繁衍后代的能力,却没有正常成熟细胞的功能,没有抗病杀菌的本领。如果人体内的干细胞和祖细胞不能正常地向下繁衍后代,而是横向自我扩增,就会像原子弹爆炸一样,生产大量的不正常的原始细胞(或称为白血病细胞),那么整个血液家族就毁了,白血病就发生了。例如,造血干/祖细胞出现 PML-RARα 融合基因突变,这种基因会导致粒细胞不能分化成正常的成熟粒细胞,取而代之的是出现大量的异常早幼粒细胞,整个血液家族被急性早幼粒细胞白血病家族所取代。这种细胞恶性增殖,看上去细胞内装满颗粒物质,但没有正常功能,反而会损伤人体,导致身体出现微小血管栓塞,血流不止,乃至毁灭机体(图3.4)。

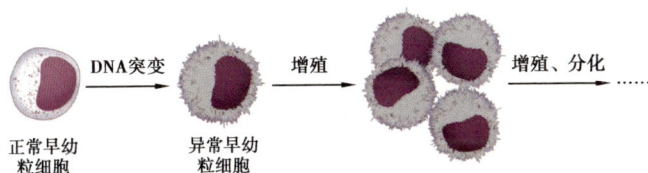

图3.4　正常早幼粒细胞变成异常早幼粒细胞,形成白血病

"老祖宗"和"长老"的改变是可怕的,因为它们的基因突变会传给子孙后代,所以有专门的部门(某些细胞增殖的基因)来掌管细胞生杀大权,不让坏细胞传下去。比如TP53基因,调控着细胞DNA的复制,不让坏细胞的DNA复制。但是如果TP53基因突变了,坏细胞就可以肆意作恶了(图3.5)。

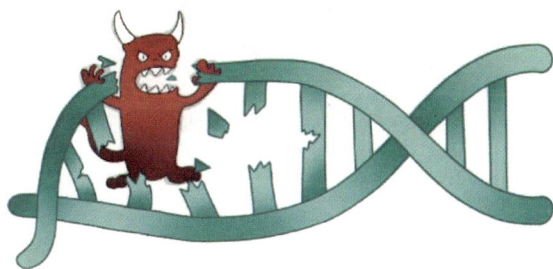

图3.5　TP53突变基因,让白血病治疗更加困难

细胞的后代在何时发育成熟也是由基因控制的,比如前面提到的RARα基因就操控早幼粒细胞发育成熟,而PML-RARα融合基因则会起到抑制作用。各级细胞能否增殖以及增殖多少也受到严格控制,某些基因突变会破坏这种"生育制度",赋予细胞"准生证",如FLT3基因突变、RAS基因突变,有了FLT3基因突变这张"准生证",PML-RARα突变的细胞就能形成个体,并繁殖成不成熟的细胞群体,直至占领整个家族。此外,细胞在特殊时间点发育成何种样子也要受到严格的基因调控,主要有决定总体长相的相关基因,如DNMT3A、ASXL1、TET2等基因,这些基因作用广泛;还有些基因是突变的关键,如RNA剪接相关基因、粘连复合体相关基因等,单个突变足以毁灭整个家族(图3.6)。

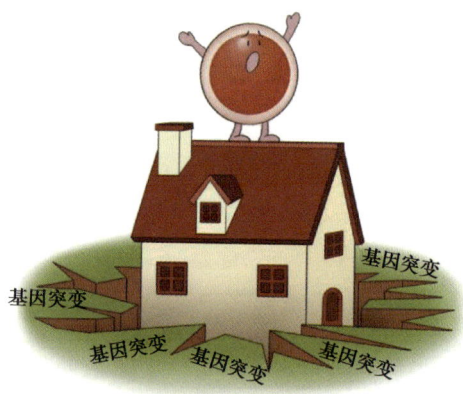

图3.6　多个基因突变导致整个家族毁灭

3.1.4　基因突变后的诊断治疗——可以把基因突变找出来,让血细胞恢复如初

血细胞的基因发生突变时,细胞外形会发生改变,细胞形态学家和分子生物学医生负责把突变血细胞找出来,血液科医生才有可能让血细胞恢复到最初的模样。

例如，PML-RARα融合基因突变，检验医生通过显微镜或测序仪筛查出异常的早幼粒细胞大量增殖形成的急性早幼粒细胞白血病，血液科医生通过针对性用药——亚砷酸和维甲酸，诱导患者体内白血病细胞分化成熟，待早幼粒细胞恢复原样后，白血病就可以达到临床完全缓解状态。然而目前，大多数的基因突变依然没有可靠的靶向药物，只能使用细胞毒药（化疗药），无差别地杀死坏细胞和好细胞，实现重建血液家族的可能。但也存在杀不干净坏细胞的可能，此时只能采用置之死地而后生的方法，就是造血干细胞移植。

（陆军军医大学第二附属医院　苟阳，彭贤贵）

3.2　染色体——需要呵护的"生命之舟"

我们常常把染色体比喻为"生命之舟"，因为它承载着每个人的遗传物质，而这个"生命之舟"带着从我们的人生起点驶向人生终点。在这个航行的过程中，我们将遇到非常多的困难，有的人能平安着陆，有的人却提早止步，下面就来细说一下这段旅程吧。

3.2.1　什么是染色体？

首先我们来谈谈"生命之舟"的诞生，当我们呱呱落地时，父母已经给我们建造了这艘"生命之舟"，并给我们配备了庞大而稳定的队伍,这座"生命之舟"上一共有46名"船员",并进行编号排序。长得一模一样的两名"船员"则被分成一组,分别负责左桨和右桨,编号构成了1—22对"船员",专业术语就是22对常染色体,另外还有两名特殊"船员",负责在航行中掌舵,能决定人的性别,这就是我们说的第23对性染色体(图3.7)。

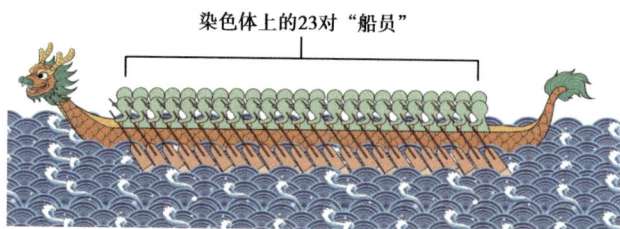

染色体上的23对"船员"

图3.7 染色体——生命之舟

3.2.2 染色体变异是怎么回事?

既然这艘"生命之舟"诞生了,那就让我们来看看它一路上的际遇吧。这段旅程中我们最怕的就是意外,如船员丢失、船员生病、船员增多等,而造成这个意外的原因有很多,如何及时发现问题并解决,对这段旅程来说也非常重要。有的时候因为我们自身或外界的因素,有些不怀好意的其他船员想混入,也有这艘"生命之舟"的船员想逃离,这些都会导致船体的失衡,船员的减少或增加,就是我们所谓的染色体数目的改变;还有一种情况,虽然我们给船员编号,但是可能在航行过程中遇到险阻,有些船员受伤需要其他船员的帮助,他们不得不交换位置,但这也破坏了船体的平衡,从而引起各种类型的染色体结构改变,导致染色体断裂和重接(图3.8)。

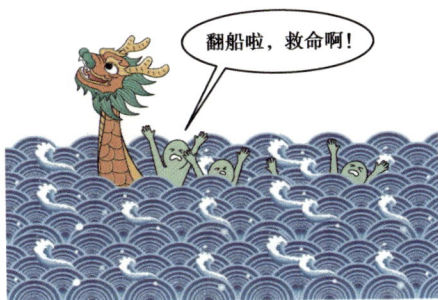

图3.8　染色体断裂导致生命之舟颠覆

3.2.3　染色体核型描述的相关专业术语

染色体核型描述往往是用其相关的专业术语进行描述的,比如和染色体结构重排相关的符号具体代表什么意思呢?我们用三个常用的染色体核型描述符号来和大家讲一讲,这三个符号分别是t、del、+(图3.9)。

"t"在染色体核型描述中代表染色体易位,即染色体片段位置的改变。最常见的就是t(9;22),就表示9号染色体和22号染色体发生了相互易位,t(9;22)在诊断慢性髓系白血病以及评估疾病的预后中发挥着重要的作用。

"del"表示缺失,即染色体片段发生丢失,导致位于这个片段内的基因也随之发生丢失的现象。最常见的就是del(5),就表示5号染色体缺失,del(5)最常见于骨髓增生异常综合征,而单独的del(5)在骨髓异常增生综合征中预后较好。

"+"顾名思义就是增加的意思，就是染色体多了一条，这是染色体数目异常的现象。例如10号染色体数目增多，表现为10号染色体三体或部分三体，其原因可能是染色体基因突变，结果不仅会影响胎儿健康，而且将严重影响其寿命。

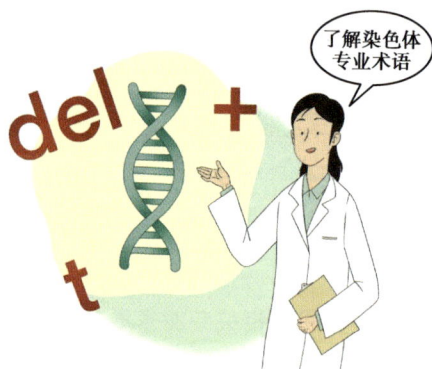

图3.9　染色体核型描述的相关专业术语

3.2.4　染色体变异的检查手段——染色体核型分析

了解了以上的基本知识，现在我们就用具体的疾病来展开说说吧。大多数恶性血液病病人都有非随机的染色体改变，就是我们以上所描述的"船员"人数和结构不稳定，而这些不稳定导致了疾病的发生，所以实时监测"船员"的情况对整个航程来说是非常必要的，而怎么监测状态是否正常？就要说到一个专业检查技术——染色体核型分析。那么什么是染色体核型分析技术呢？就是将"船员"根据高矮胖瘦、穿衣风格进行编号排序，以便及时发现"船员"的异常。

染色体核型分析技术作为血液病的检查手段之一,有着重要的意义(图3.10)。

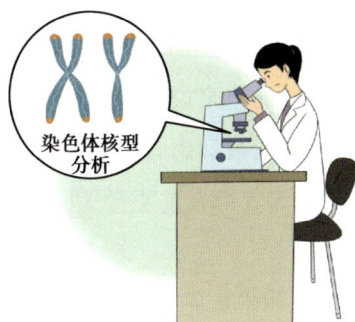

图3.10 染色体核型分析

第一,疾病的诊断。根据2022年版世界卫生组织淋巴造血系统肿瘤的诊断及分类提示,有部分血液肿瘤是依据染色体的异常来诊断分型的。

第二,预后分层。罹患同一种血液系统疾病,医生也会根据不同的检查来综合分析判断到底是好治还是不好治。当然影响预后的因素众多,但染色体检查就是其中一个很重要的因素。

那么,染色体核型分析检查是不是只需要做一次就够了?后面的治疗过程中还需要做吗?染色体异常可作为急性白血病缓解、复发以及疾病进展的重要指标,因此在治疗过程中也是要做的。

患者都希望能通过一个检查来看看需要吃什么药,那么染色体核型分析针对某些特定的染色体异常是可以指导治疗的,我们熟悉的电影《我不是药神》里面的慢性粒细胞白血病则可以通过t(9;22)(q34.1;q11.2)染色体改变来诊断,可以用酪氨酸激酶抑制剂(TKI)治疗,疗效不错。

和大家分享了关于染色体的知识,想必大家也对开始的疑问有了一些了解,再简单来说,染色体核型分析检查作为血液病常规检查之一,对血液病患者的诊断、预后、治疗、残留白血病的追踪及疾病的演变都有重要意义!

3.2.5 血液肿瘤常见的染色体异常有哪些?

血液肿瘤包括很多种血液系统疾病,不同的血液系统疾病有不同的染色体改变,比如急性髓细胞白血病是成年急性白血病患者中最常见的类型,尤其在 55~60 岁的年龄段发病率明显增高。像我们常见的 t(8;21)(q22;q22.1)、t(15;17)(q24;q21)以及 inv(16)(p13;q22)等染色体改变都是与急性髓系白血病相关的改变;慢性粒细胞白血病属于慢性骨髓增殖性疾病,源于造血干细胞的克隆性异常,具有特征性的 t(9;22)(q34.1;q11.2)的改变;骨髓增生异常综合征是一组临床常见的血液系统恶性肿瘤,为多阶段、多因素干细胞克隆性异常,导致恶性克隆形成、异常幼稚细胞产生以及病态造血。40%~70%的原发性骨髓增生异常综合征患者在初诊时可发现存在染色体异常,而在继发性骨髓增生异常综合征患者中这一比例可高达90%。骨髓增生异常综合征的染色体异常分别为-5/5q-、-7/7q-、+8,部分染色体异常与某些有特殊形态学表现特征的骨髓增生异常综合征亚型相关,例如,5q-综合征、儿童-7综合征等。以上只是血液肿瘤中的一部分,当然还有许多血液肿瘤都与染色体改变相关,有兴趣的读者可以慢慢地了解和学习。

(陆军军医大学第二附属医院　陈思宇)

3.3　表观遗传调控——后来者居上

3.3.1　表观遗传的作用

俗话说"龙生龙,凤生凤,老鼠的儿子会打洞",表明子代表型通常是由基因型,也就是遗传信息的"有形"载体——DNA序列决定的。但与此同时,"橘生淮南则为橘,生于淮北则为枳",又告诉我们,即使是相同的DNA遗传信息,子代的表型也会有所不同,这种不同则是由表观遗传信息调控的。同样,人体内的体细胞拥有相同的DNA序列,但人体内却存在超过200种不同类型和功能的细胞。究其原因,表观遗传调控的基因的选择性表达是导致这一系列现象的主要根源。相对于传统的基因突变、基因杂合缺失等遗传学改变,表观遗传调控正以"后来者居上"的姿态被证实参与到各种病理生理过程。

3.3.2 表观遗传分类

在分子生物学中心法则中,遗传信息由DNA转录成RNA,再由RNA翻译成蛋白质,最终形成生物体表型。而表观遗传调控发生在从DNA到蛋白质合成的各个阶段,这些调控均可在不改变DNA序列的情况下调控基因的表达水平。目前针对表观遗传调控的研究主要集中在以下几方面。

①DNA甲基化:DNA特定碱基序列上存在甲基修饰,可引起染色质结构、DNA构象、DNA稳定性及DNA与蛋白质相互作用的改变。

②组蛋白修饰:组蛋白是一类与DNA紧密结合的碱性蛋白质,通过其上存在的甲基化、乙酰化、磷酸化、泛素化等修饰影响基因转录活性。

③染色质重塑:指对染色质的构象进行动态调控影响基因组DNA与各种转录调控因子的结合,从而调控基因表达。

④非编码RNA:一类不能编码蛋白质的RNA,但可通过参与转录调控、RNA剪切和修饰、mRNA的翻译、蛋白质的稳定和转运等参与基因表达调控。

⑤RNA修饰:通过影响tRNA、mRNA、rRNA等各种RNA的结构和功能从而调节基因的表达等。

3.3.3 表观遗传如何调控造血?

表观遗传调控又是如何维持造血系统的稳态的呢? 人体

正常造血是指从造血干细胞成熟分化为多种成熟的终末期血细胞的过程,这一过程实际上也是干细胞内某些系列特异性基因如何取得选择性表达的过程。在遗传信息由 DNA 到 RNA 的过程中,DNA 甲基化及组蛋白修饰相当于对 DNA 进行了装饰,而这些装饰品一定程度上影响了转录因子对 DNA 的识别及结合。同样地,染色质重塑也是从三维结构层面影响了 DNA 与各种转录因子的结合,阻碍 DNA 顺利转录成 RNA。而非编码 RNA 和 RNA 修饰则是通过影响 RNA 本身的稳定性、表达水平,调控遗传信息从 RNA 到蛋白质的过程(图3.11)。自"DNA 元件百科全书"计划项目启动以来,在基因组序列的基础上,造血细胞的表观基因组景观已被揭示,并发现其与造血细胞的增殖或定向分化过程密切相关。通过以上内容,我们不难看出,表观遗传的调控主要通过调控基因选择性表达而在造血稳态的维持中起着重要作用。因此,异常的表观遗传学调控导致的造血稳态失调,是多种血液系统疾病发生的重要原因,基于表观遗传调控的靶向治疗已逐渐成为血

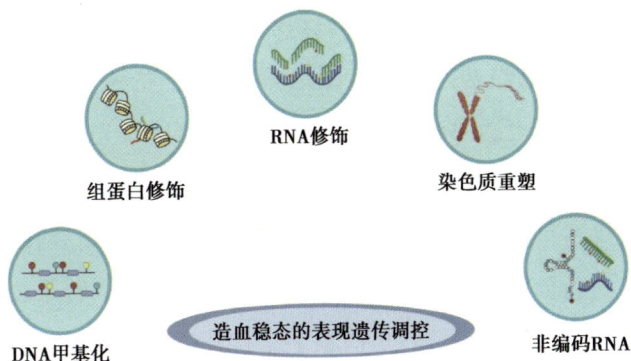

图3.11　造血稳态的表观遗传调控

液疾病,特别是血液肿瘤治疗的有力武器。

(陆军军医大学第二附属医院　郭焕平)

3.4　转录因子——生命"开关"

血液是"生命之源",血液在身体里循环造就了我们的身体能做出各种复杂的动作。我们的每一个微小的动作都要全身的血液发生流动,可谓"牵一发而动全身"。血液的正常维持离不开造血,整个造血调控的机制是多层次复合网格式的,转录因子则是打开网格调控大门的钥匙。

3.4.1　什么是转录因子?

转录因子是一群可以与基因特定位置结合,从而保证目的基因以特定强度在特定时间表达的蛋白质分子,调控遗传信息从DNA到RNA的速率和过程。转录因子通常有三个功能区,即DNA结合区、转录活化区、调控蛋白的调节区。转录因子对基因表达的调控犹如对房子的装修。首先,转录因子DNA结合区与目的DNA结合,找到它要调控的基因,如同用钥匙找到和它匹配的锁。转录因子的转录活化区将要转录的DNA进行激活,也可以发挥抑制作用,开启或抑制转录过程,犹如开锁打开房门或将房门锁上。打开房门后,则可进入房间对其进行"装修",即开启DNA到RNA的转录过程。

3.4.2 造血稳态维持中转录因子的作用

　　血液中造血稳态的维持,其实是各种血细胞正常比例的维持。血细胞的生成是一个非常复杂的过程,转录因子在造血调控中起到举足轻重的作用。转录因子的表达具有阶段特异性,同时也具有细胞的特异性。造血细胞定向分化的转录因子主要包括以下部分:髓系转录因子调控、红系和巨核系转录因子调控、淋巴系转录因子调控。不同的转录因子在细胞特定分化阶段与基因的特定结合区域结合,促进或抑制细胞发育过程所需特定基因的转录过程,从而调控基因表达,影响细胞分化,进而影响造血过程,使机体维持造血稳态(图3.12)。

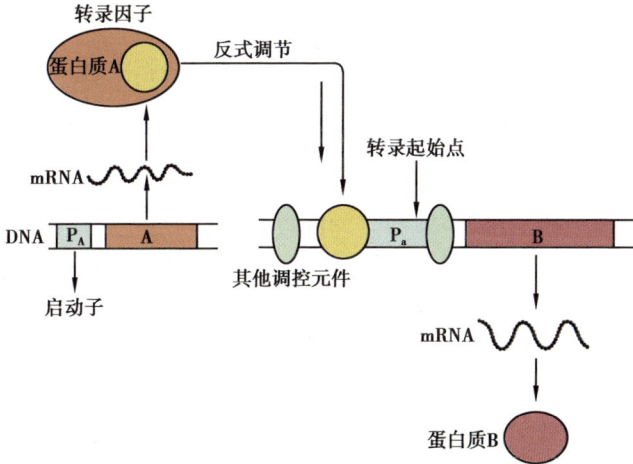

图3.12　转录因子工作原理

(陆军军医大学第二附属医院　郭焕平)

3.5 细胞因子——细胞信息交流的"联络员"

3.5.1 什么是细胞因子?

细胞因子是一类蛋白质或小分子多肽物质,它们由一些免疫细胞(淋巴细胞、树突状细胞、单核-巨噬细胞、粒细胞、肥大细胞等)和非免疫细胞(内皮细胞、表皮细胞、成纤维细胞等)经刺激而合成、分泌,用于细胞间相互交流,即充当免疫系统中的信号"联络员"。

3.5.2 细胞因子的作用

细胞因子与相应受体结合后,在接收细胞中触发一些神奇反应,通常细胞因子能促进免疫细胞的激活,增殖(量变),免疫细胞的分化(质变),参与免疫调节和效应功能,维持机体的生理平衡,抵御病原微生物的攻击侵袭,防止肿瘤的发生。机体内部的许多细胞,特别是免疫细胞合成和分泌许多种微量的多肽类因子。它们可在细胞之间传递信息,调节细胞的生理过程,提高机体的免疫力。它们也可以做其他事情,如帮助升高体温,引起发热、炎症、休克等病理过程。这些信号"联络员"也参与构成骨髓微环境的养料,帮助造血干细胞的自我更新、增殖、分化和迁移,维持造血系统的稳定,促进血细胞的生成,调控成体多能干细胞的生长,以及组织损伤后的修复(图3.13)。

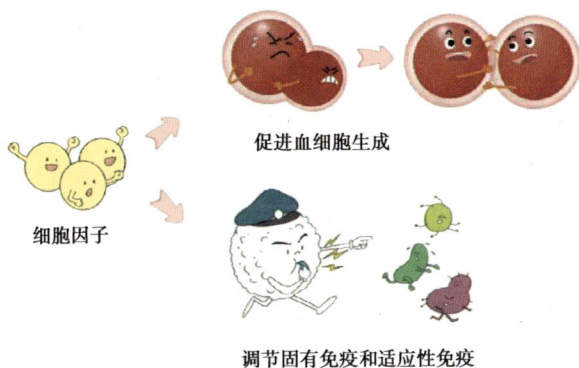

图3.13　细胞因子的作用

3.5.3　细胞因子的种类有哪些?

细胞因子种类很多,它们分布广泛,各司其职。总的来说,细胞因子可被分为白细胞介素(IL)、干扰素(INF)、肿瘤坏死因子(TNF)、集落刺激因子(CSF)、趋化因子、生长因子(GF)等(图3.14)。

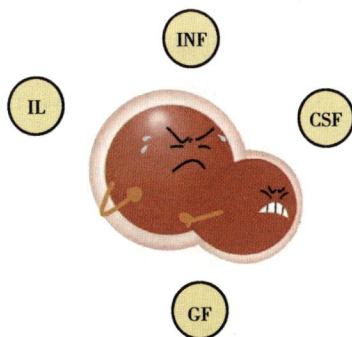

图3.14　细胞因子的种类

①白细胞介素:由淋巴细胞、单核细胞或其他非单核细胞产生的细胞因子,在细胞间相互作用、免疫调节、造血以及炎症过程中起重要调节作用,例如IL-12由树突细胞和巨噬细胞产生并激活NK细胞,也有助于CD4+Th细胞分化为CD4+Th1细胞而产生的干扰素和肿瘤坏死因子。

②干扰素:一类由细胞在病毒感染后产生的抗病毒细胞因子,能够激活邻近细胞的防御机制,抑制病毒在体内的扩散,分别由白细胞、成纤维细胞和活化T细胞所产生。各种不同的干扰素均具有抗病毒、抗肿瘤和免疫调节等作用。

③肿瘤坏死因子:最初发现它能造成肿瘤组织坏死而得名,可以直接杀伤肿瘤细胞,而对体内正常细胞无明显毒性。除了能杀伤肿瘤细胞,也参与免疫调节、发热和炎症反应的发生。

④集落刺激因子:将它们加入在半固体培养基中,能刺激不同的骨髓造血干细胞增殖,形成细胞集落,粒细胞集落刺激因子(G-CSF)为其中一员,它能动员骨髓里的中性粒细胞移行至外周血,刺激粒系前体细胞的增殖和分化,并可增强成熟中性粒细胞功能的作用。当机体有细菌性感染时,G-CSF在血清或体液中迅速升高,并在感染得以控制后,又降至正常水平,因此其在非特异性细胞免疫过程中起重要的抗感染作用。

3.5.4 细胞因子的功能有哪些?

细胞因子在体内具有组织抵抗外界干扰、维持内环境稳定的功能(图3.15)。为了维持机体内环境的稳定,人体内的许多细胞通过合成和分泌细胞因子,让这些信号"联络员"进行彼此连接交流,指导机体产生固有免疫和适应性免疫清除体内损伤和癌变细胞,排斥进入人体的抗原物质(如病菌)等,以维持我们机体健康的功能。但这些信号"联络员"也是一把双刃剑,促炎因子和抑炎因子失衡后会引发细胞因子风暴综合征,即TNF-α、IL-1、IL-6、IL-12、IFN-α、IFN-β、IFN-γ、MCP-1和IL-8等迅速大量产生,让人体免疫系统瞬间火力全开,来应对病原微生物(一波自杀式的攻击后也会留下一大堆连带伤害)导致多器官组织损伤,最后机体器官衰竭更甚者死亡。

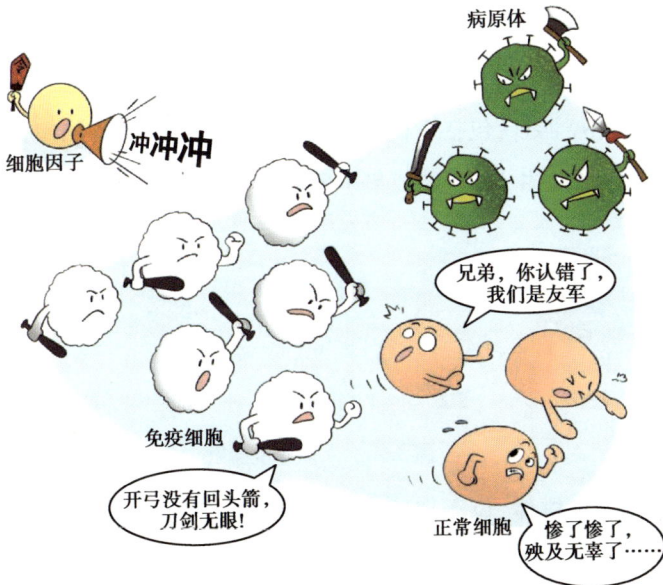

图3.15　细胞因子维持内环境稳定

(陆军军医大学第二附属医院　李艺)

3.6 免疫调节——不可或缺的机体防御功能

3.6.1 什么是免疫调节?

免疫调节是识别和排除异物的一种生理功能,通过免疫调节我们可以识别正常的细胞,排除外来异物。自身衰老、癌变的细胞也算是异物,排除异物的过程也是机体在维护体内环境的平衡和稳定。免疫调节就是机体免疫系统通过各种形式的免疫应答使机体维持在最适当的水平。

3.6.2 免疫器官有哪些?

免疫器官:包括扁桃体、胸腺、淋巴结、脾脏、骨髓等,主要是免疫细胞生长、成熟或集中分布的场所(图3.16)。

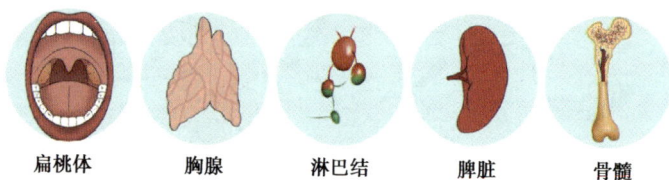

扁桃体　　胸腺　　淋巴结　　脾脏　　骨髓

图3.16　人体免疫器官

①扁桃体:位于口腔咽腭部,内含多种免疫细胞,具有防御功能。

②胸腺:位于胸骨后面,是人体T淋巴细胞分化、发育成熟的场所。

③淋巴结:是淋巴细胞集中的地方,沿淋巴管遍布全身,

主要集中在颈部、腋窝和腹股沟等处,负责阻止和消灭侵入体内的微生物。

④脾脏:含有大量淋巴细胞,是参与制造新的血细胞与清除衰老的血细胞的器官。

⑤骨髓:位于骨髓腔或骨松质内,是各种免疫细胞生长、分化、发育的场所,是机体重要的造血和免疫器官。

3.6.3　免疫细胞有哪些?

免疫细胞包括树突状细胞、巨噬细胞、淋巴细胞,这三类细胞的来源及功能有所不同。

树突状细胞来源于骨髓造血干细胞,广泛分布在淋巴器官及皮肤、呼吸道和消化道等上皮组织,是吞噬呈递抗原的功能细胞。巨噬细胞来源于造血干细胞,几乎存在身体各种组织,吞噬、处理和传递抗原,吞噬抗原抗体复合物。淋巴细胞分两类:B淋巴细胞源于骨髓,T淋巴细胞源于胸腺。

B淋巴细胞在骨髓中分化发育,主要功能是传递外来抗原,并且继续成熟分化为浆细胞和记忆B细胞。浆细胞别名效应B细胞,来源B细胞及记忆B细胞,分泌抗体,主要参与体液免疫。

T淋巴细胞又分为辅助性T淋巴细胞(Th)和毒性T淋巴细胞(Tc),免疫标志分别是CD4+和CD8+,承担识别抗原、产生细胞因子、直接杀伤靶细胞的功能。这两类细胞的相互作用形成了T细胞网络,对机体免疫应答的调控和维持免疫平衡稳定起着重要作用。它们各有使命,相互作用完成免疫调节,维持内环境的平衡稳定。

3.6.4 免疫物质有哪些?

免疫物质主要分为抗体、淋巴因子和溶菌酶(图3.17),是由免疫细胞或其他细胞制造生产的,可以发挥不同的免疫作用。

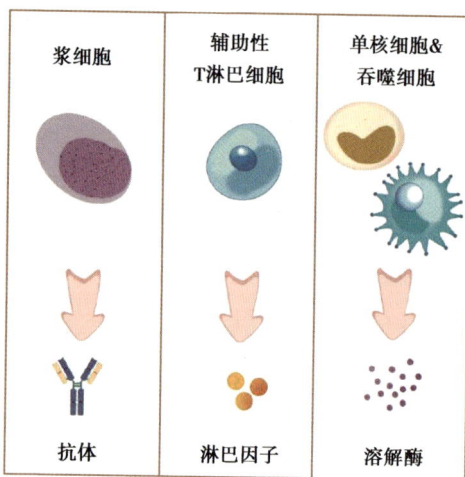

图3.17 免疫物质

①抗体:由浆细胞产生,能与抗原结合形成抗原抗体复合物的沉淀或细胞团,从而被吞噬细胞识别、吞噬、消化。

②淋巴因子:由辅助性T细胞产生,促进B细胞增殖分化,形成浆细胞进而产生抗体。

③溶菌酶:主要由单核细胞和吞噬细胞产生,是溶解消化

病原体的工具。

3.6.5　免疫调节的分类与过程

机体的免疫功能常用亢进或低下来描述,而亢进、低下对于机体来说都是有害的,需要机体免疫调节。机体的免疫功能可保持相对的自身稳定、免疫功能的相对平衡和身体健康。双向免疫调节是为维持免疫应答适度,机体内环境的相对稳定,体内各种因素对免疫应答可同时进行正相、负相调节的作用(图3.18)。双向调节表现在两个方面:

①在排除外来抗原异物时,激活并加强免疫应答反应;

②在排除外来抗原物质后,可使免疫应答自限减弱以至终止。

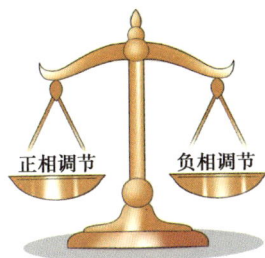

图3.18　免疫调节

按照参与细胞和免疫场所,免疫调节又可分为体液免疫和细胞免疫(图3.19)。体液免疫是以效应B细胞产生抗体来达到保护目的的免疫机制,负责体液免疫的细胞是B细胞,体液免疫的抗原都为相对分子量在10 000以上的蛋白质和多糖大分子。如病毒颗粒和细菌表面都带有不同的抗原,因此都能引起体液免疫。细胞免疫指抑制 T 细胞在接受抗原刺激后形成效应 T 细胞和记忆细胞,效应 T 细胞能与靶细胞特异性结合,产生靶细胞破裂死亡的免疫反应。细胞免疫与体液免疫相互配合,共同发挥免疫效应。例如,病毒感染过程往往是先通过体液免疫来阻止病毒在机体内传播,若病毒已经侵染到寄生的细胞中,就要通过细胞免疫,也就是效应 T 细胞与靶细胞结合,使靶细胞通透性改变、渗透压发生变化,最终导致靶细胞破裂死亡。当寄生物进入机体内,体液免疫先起作用,阻止寄生物的散播、感染;当寄生物进入细胞后,细胞免疫释放

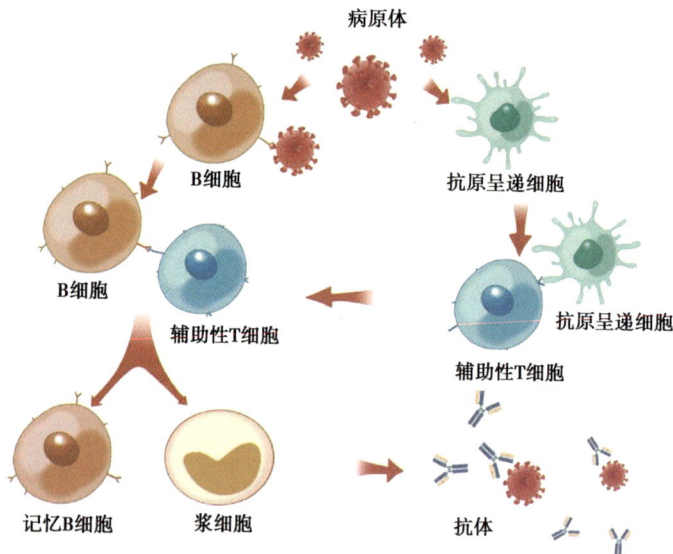

图3.19　免疫调节

抗原,再由体液免疫最后清除。

3.6.6　免疫调节紊乱——自身免疫性疾病的产生

免疫系统既能排除外来异物的侵袭,为我们的生命保驾护航,又能因过度保护导致疾病的发生(图3.20)。免疫调节功能"抑制",是机体免疫不能正常反应去清除对外来入侵物质,抗感染、抗肿瘤能力处于较低水平;免疫调节功能"超敏",是对"异己"抗原产生强烈的免疫应答而导致超敏感性,损伤机体组织,发生变态反应性疾病。如果免疫调节对自身成分产生强烈的免疫攻击,造成细胞破坏、功能丧失,就会发生自身免疫性疾病。如果对外界病原微生物感染不能产生适度的反应,反应过低可造成严重感染,反应过强则发生过敏反应。因此,免疫调节机制不仅决定了免疫应答的发生,还决定了反应的强弱,调节功能贯穿免疫应答过程中的各个环节。

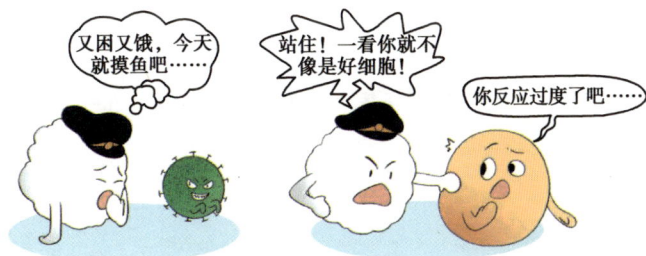

图3.20　免疫调节紊乱

　　免疫缺陷病是由于机体免疫功能不足或缺乏而引起的疾病,如获得性免疫缺陷综合征(AIDS)由人类免疫缺陷病毒(HIV)引起。

　　免疫系统敏感,反应异常过度,免疫系统将自身器官组织当作外来异物进行攻击而引起的疾病,如类风湿性关节炎、系统性红斑狼疮(图3.21)。

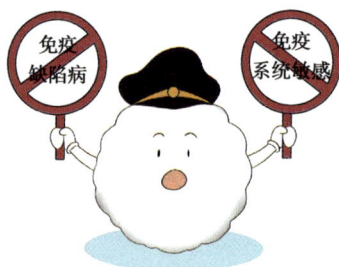

图3.21　免疫缺陷病和免疫系统敏感

　　过敏反应是指已产生免疫的机体在再次接受相同抗原刺激时所发生的组织损伤或功能紊乱的反应。过敏反应发作迅速、反应强烈、消退较快,但是一般不会导致组织细胞破坏,也不会引起组织严重损伤。过敏原就是引起过敏反应的物质,如花粉、牛奶、青霉素等。

　　　　　　　　　　(陆军军医大学第二附属医院　王平,彭贤贵)

3.7 造血系统衰老——自然的法则

衰老是一个老生常谈且备受关注的话题,我们无法避免,也无法逃脱。有研究认为,进入70岁后,人类身体会发生断崖式老化。造血功能急剧变差,导致血细胞再生能力下降,血细胞数量变少,免疫功能逐渐发生障碍,各类疾病发生概率逐渐增加。

3.7.1 造血系统的衰老机制

一直以来,在"衰老原因"排行榜中,细胞突变积累总是榜上有名。近期,研究人员分析了从新生儿到80岁老人在内的各个年龄段人群的血细胞,发现多数细胞中DNA都发生了包括替换、缺失在内的细胞突变,且突变频率与年龄呈现正相关。这种DNA损伤是如何发生的呢?"罪魁祸首"是细胞内的活性氧。血细胞在进行新陈代谢产生能量的过程中会生成副产物,即活性氧。健康细胞会通过线粒体的自噬作用清除大量活性氧,而老年细胞自噬能力差,无法有效抑制活性氧。在积累到一定程度之后,活性氧会供给DNA,导致遗传物质的突变和损失,从而造成血细胞和造血系统的衰老(图3.22)。

除了遗传物质突变这一主要诱因之外,最近有学者发现,慢性炎症也会导致造血干细胞自我更新能力的下降,从而加速衰老。在炎症刺激下,造血干细胞被迫进行分裂,无法保持自我更新,从而加速造血系统的衰老。

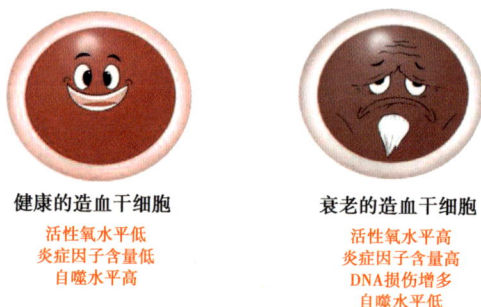

健康的造血干细胞
活性氧水平低
炎症因子含量低
自噬水平高

衰老的造血干细胞
活性氧水平高
炎症因子含量高
DNA损伤增多
自噬水平低

图3.22　健康和衰老的造血干细胞

3.7.2　如何延缓衰老？

在逐渐认识到造血系统衰老的原因之后，有没有可能逆转衰老，让血液系统恢复年轻的状态呢？答案是有希望的。研究人员对骨髓环境进行详细调查时发现，在衰老受损的骨髓环境中存在一种促炎细胞因子IL-1β，它对驱动衰老至关重要。用药物对该信号进行阻断可以使血液干细胞恢复到更年轻、更健康的状态。这种策略有望让老年人的造血系统维持更强的造血能力，从而延缓衰老。

此外，"线粒体自噬"也是延缓衰老的关键途径之一。线粒体是细胞内专门负责产生能量的场所。在产能过程中，线粒体受损会释放活性氧，从而造成衰老和肿瘤的发生。此种情况类似于铁会被氧化腐蚀生锈，细胞也会被活性氧腐蚀，释放有害分子，导致细胞衰老和死亡。为了预防这种"腐蚀"效果，细胞需要及时清除这些受损的线粒体。线粒体自噬就是细胞"吃掉"受损线粒体的过程,在这个过程中,细胞对线粒体进行降解并回收其中的营养物质进行二次利用。大量研究表明,线粒体自噬对于维持造血干细胞的功能至关重要,也是造血系统是否稳定的重要标志。未来能通过什么样的手段延缓造血干细胞的衰老,维持造血干细胞的克隆复杂性呢?让我们期待未来进一步深入的研究。

（陆军军医大学第二附属医院　刘越）

第四章
血液系统常见疾病

4.1 白血病——老少通吃的"恶魔"

4.1.1 什么是白血病?

常常有人会有这样的疑惑:"人体正常的血液是红色的,那白血病病人的血液是不是就是白色的呢?"对,也可以简单地这样理解。因为,部分白血病病人的血液在抗凝条件下静置以后,中间会出现一层厚厚的白膜层,这个白膜层由白细胞堆积而成,而正常人的血里只有薄薄的一层(图4.1)。这是由于白血病细胞恶性增生,细胞数量远多于正常人,且这类白血病细胞没有任何正常的功能,只能使血液更"白",故称为"白血病",俗称"血癌"。白血病细胞不断恶性生长,在人体的骨髓或血液里堆积越来越多,随着血流全身扩散,侵犯机体的各个组织,破坏脏器功能,而且治疗较为困难,这种情况就是患上了血液肿瘤中的白血病。

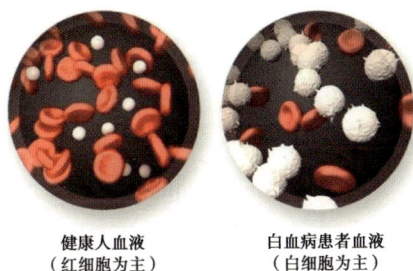

健康人血液
（红细胞为主）

白血病患者血液
（白细胞为主）

图4.1　健康人血液和白血病患者血液

4.1.2　白血病是如何发生的？

血液里面的白细胞是哪里来的呢？那就要先了解血液的组成。血液由血浆和血细胞组成,血细胞包括红细胞、白细胞和血小板(图4.2)。

血液里面的血细胞是由骨髓中的造血祖细胞分化发育而来的。造血祖细胞分为髓系祖细胞(粒细胞、单核细胞、巨核细胞和红细胞)及淋巴祖细胞(T细胞、B细胞和NK细胞),这些血细胞在骨髓中生长发育,发育成熟以后,就释放到外周血中履行它们的使命,发挥相应的功能。白细胞是机体的免疫卫士,负责机体的免疫调节;红细胞给机体输送氧气和能量;血小板负责凝血和止血,促进伤口愈合。

当机体受到不良的因素诱导刺激后,造血祖细胞在发育过程中出现紊乱,白细胞在本该成长发育的阶段,不正常发育且乱分裂,长出许多不好的细胞,称为"白血病细胞"。白血病细胞产生的机理主要有白细胞的基因发生突变,形成了"癌基

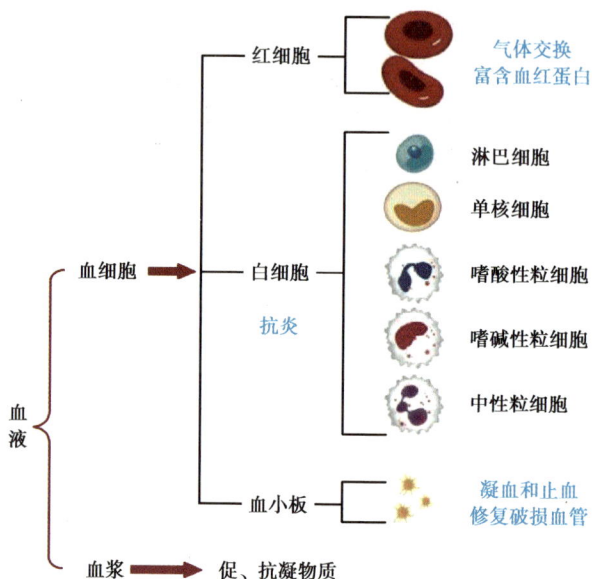

图4.2　血液的组成

因"，染色体出现了移位、缺失或增多，导致了白细胞的祖细胞不能正常地发育成熟，细胞停留在原始或幼稚阶段。这些白血病细胞由于基因突变而疯狂地生长，数量急剧增多，没有支持机体正常生长发育的功能，却有侵略扩展的野性，疯狂抢夺其他正常细胞的各类营养物质。白血病细胞占据红细胞及血小板的生长场所，导致红细胞及血小板生长受限，破坏增加，导致外周血红细胞及血小板数量的减少。白血病细胞还可入侵人体的肝、脾及淋巴结等不同器官和脏器，最后导致人体出现不同的临床症状和体征，如贫血、出血、感染、发热、骨痛、肝肿大、脾肿大及淋巴结肿大等（图4.3）。

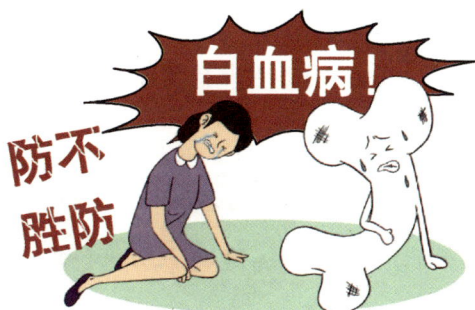

图4.3　白血病

4.1.3　白血病的类型有哪些？

　　根据白血病细胞的成熟度和病情进展情况，白血病临床上可分为急性和慢性两大类。急性白血病是血细胞发育早期的原始细胞或较早阶段的幼稚细胞出现了问题，可分为急性髓系白血病和急性淋巴细胞白血病；慢性白血病是血细胞发育后期的幼稚或成熟细胞出现了问题，疾病的发展相对较慢，临床治疗也比较好控制，主要分为慢性髓细胞性白血病、慢性淋巴细胞白血病等。根据疾病分类和分期，以及疾病发生的部位不同，临床治疗方案和治疗效果等方面会存在一定的差异，部分患者会临床治愈，但是治愈率不一致。

　　目前研究显示，可能引发白血病的主要因素包括病毒感染、物理因素（长期接触X射线或其他电离辐射）、遗传因素、生活习惯（长期抽烟喝酒降低免疫力）和化学因素（长期接触某些化学物质）。而白血病的治疗方式主要有化疗、造血干细胞移植、细胞治疗等(图4.4)。预防白血病的发生主要通过避免感染、营养均衡、规律作息及坚持锻炼等方式。

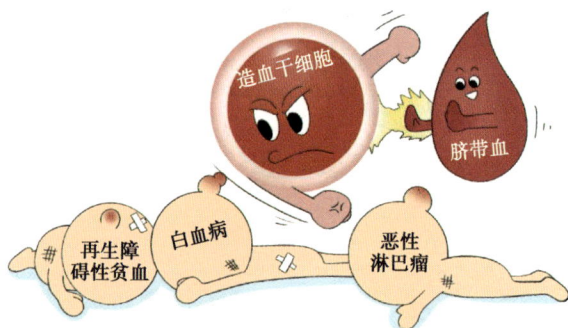

图4.4　造血干细胞治疗白血病

（陆军军医大学第二附属医院　杨武晨）

4.2　髓系白血病——急性与慢性差异巨大

4.2.1　什么是髓系白血病？

白血病是一大类血液肿瘤的统称,主要分为淋巴系白血病和髓系白血病。髓系白血病是指我们机体的造血干细胞的基因发生了突变,血细胞不能正常地生长发育成熟,出现了仅有髓系细胞恶性增殖的状况,导致机体大量髓系白血病细胞增生,破坏了正常造血功能,病人出现贫血、出血、发热、肝脾肿大等临床表现。通过医院检查,我们可以查到白血病细胞为髓系细胞的医学证据,如髓系细胞形态、免疫标志及某些特定的基因。

4.2.2　髓系白血病的分类

髓系细胞以粒细胞和单核细胞为主,还有巨核细胞和红细胞系。这些系列的细胞形成的白血病都称为髓系白血病。髓系白血病根据病情进展的快慢,可分为急性和慢性两大类。根据各细胞类型及比例,急性髓系白血病在医学病理学上又分为M0—M7共8种亚型。慢性髓系白血病则包括慢性髓细胞性白血病、不典型慢性粒细胞白血病、慢性粒-单核细胞白血病、幼年型粒-单核细胞白血病及慢性中性粒细胞白血病(图4.5)。

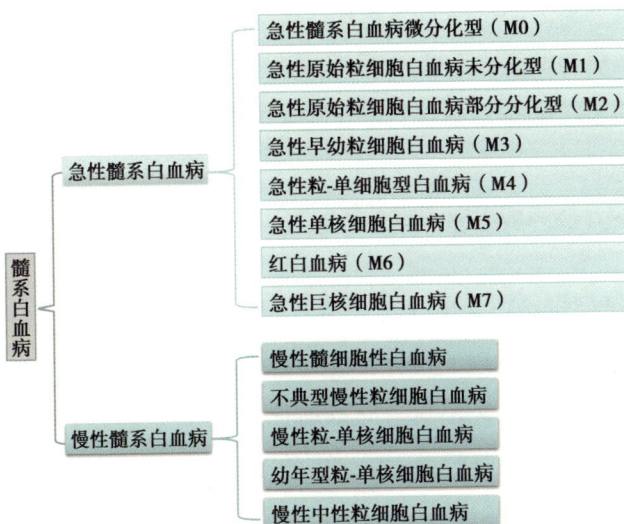

图4.5　髓系白血病的分类

同样都属于髓系白血病,为什么分了这么多种细胞类型呢?这就要从血细胞的发育说起了。各种类型的血细胞都有同一个祖先,叫作"造血干细胞",造血干细胞主要存在于骨髓腔内,在此分化发育成熟为各种髓系终末细胞,并释放至外周血液循环中去。髓系各种类型终末细胞的前体细胞异常增生,就会产生"髓系白血病",并根据疾病的恶性程度、细胞类型及比例分为上述不同亚型。

一般来说,急性髓系白血病起病急、病程短、病情凶险,需要及时到医院就诊,住院治疗。急性早幼粒细胞白血病是最凶险的髓系白血病,病人常常有明显的出血症状,容易出现危险的并发症——弥漫性血管内凝血,需要抢救性治疗。慢性髓系白血病相对急性白血病症状要轻,病情进展要缓一些,但由于其类型不一,也需要积极地在门诊或住院治疗。有的慢性髓系白血病初期症状不重,但后期可能变成急性白血病,所以患者必须予以重视,应该接受正规治疗,定期随访,控制疾病进展。

4.2.3 患病的风险因素有哪些?

导致各种血细胞异常增生从而患上髓系白血病的风险因素有很多,包括以下几个方面。

①年龄的增长:随着年龄增长,人体抗病能力下降,机体出现基因突变,导致白血病发生的风险增高。

②基因易感性:基因具有某些缺陷,导致某些人群患白血病的风险增高。

③电离辐射:损伤机体正常代谢,导致人体基因及染色体发生病变。

④接触化学物品:某些化学物质具有致癌作用。

⑤地域环境污染:损伤人体免疫能力和机体代谢,导致造血系统细胞发育异常。

⑥吸烟:吸烟有害健康,导致多种疾病发生。

⑦酗酒:对心血管和肝脏疾病损害明显,干扰机体正常代谢。

4.2.4 常见临床表现有哪些?

由于各种原始及幼稚白血病细胞的异常增生,各种成熟血细胞的数量减少,包括红细胞、正常功能粒细胞及血小板等,再加上大量白血病细胞的髓外浸润,进而产生各种各样的临床症状(图4.6)。

①贫血:常是发病时的首发症状,可表现为疲倦、乏力、气促等全身不适,贫血严重时可表现为面色苍白,甚至出现贫血性心力衰竭。

②发热:白血病细胞异常增生,导致机体免疫力下降,发生感染风险增高,常发生各种细菌、真菌及病毒的感染而发热,患者可出现反复的感染发热。

③出血:与血小板减少有关。出血部位可遍及全身,以牙龈、鼻腔、皮肤出血为最常见,眼底、视网膜出血较易见,消化道、呼吸道、颅内出血虽不常见,却常是致死的原因。女性患者可表现为月经增多。

④骨和关节疼痛：表现为持续性且阵发加剧的骨、关节疼痛或肿痛，行动受影响。胸骨的压痛是常见的特征。

⑤肝脾肿大：常发生轻中度的肝脾肿大，急性髓系白血病中的M5型较多见，慢性髓系白血病较急性更常见，程度也更明显，部分病人也会出现淋巴结肿大。

⑥其他：还可发生骨髓外皮肤、眼部、中枢神经系统、心包、胸膜、胃肠等部位的浸润，表现出相应的皮肤丘疹结节或肿块、头痛、头晕、呕吐等临床表现。

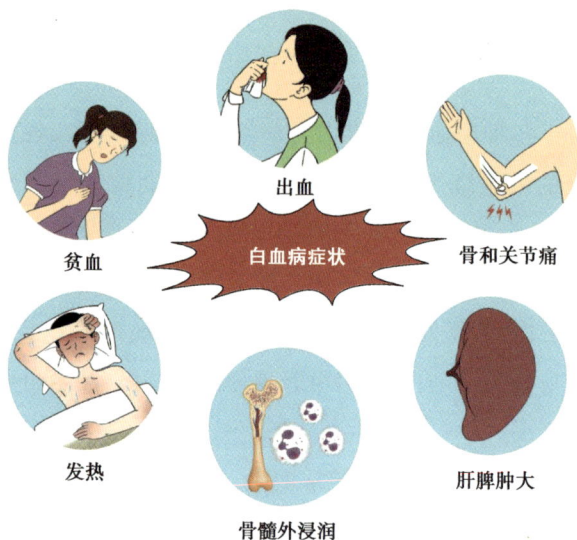

图4.6 白血病的常见症状

4.2.5 如何诊断髓系白血病？

①血常规：发现白血病的首要检查，白细胞增高、贫血、血

小板减少是最常见的异常指标,贫血多表现为正细胞、正色素贫血,部分患者也可出现白细胞数量正常甚至减少的现象。

②骨髓细胞学及病理检查:骨髓穿刺是诊断大多数白血病必不可少的手段(图4.7)。正常的造血细胞被白血病细胞取代,多数急性髓系白血病患者骨髓增生明显活跃,少数患者增生程度低下,但原始细胞比例仍大于20%;慢性髓系白血病骨髓增生程度常为极度活跃。不同类型的髓系白血病可呈现出不同的细胞组织化学染色特点,是鉴别类型的要点之一。

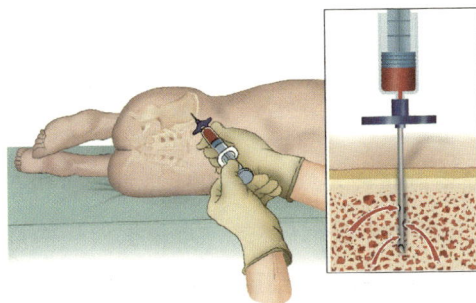

图4.7　骨髓穿刺

③免疫学检查:一般通过流式细胞术完成,用以鉴定各亚型白血病细胞上的特定抗原,主要用于区分白血病是淋巴系来源还是髓系来源,为药物的使用提供病理支持。更重要的是,它是检测微小残留病的重要手段,对白血病复发的防控意义重大。

④细胞遗传学检查:包括染色体及荧光原位杂交(FISH)检查,用以发现特殊的遗传改变。染色体的改变可以帮助医生明确诊断某些白血病,对治疗难度预判有指导意义,如患者

有多种染色体改变,提示单纯的化疗可能无法治愈白血病,需要做骨髓移植等。

⑤分子生物学检查(基因检查):用以检测各种常在白血病中出现的各种融合基因、突变基因等。基因异常不光是白血病发生发展的重要病理诊断依据,也是现代治疗手段,即靶向治疗的依据。

将上述技术联合起来进行整合诊断就可以完成世界卫生组织建议提倡的MICM分型。这是目前对白血病分型最准确的一种综合诊断方法,是精准治疗的病理基础。

4.2.6　如何治疗白血病?

急性髓系白血病:一般治疗方法是首先进行化疗及诱导分化治疗,获得初步缓解后,进一步根据疾病的危险分层强化巩固治疗或进行造血干细胞移植。其中的M3型白血病对全反式维甲酸/三氧化二砷的诱导治疗效果非常好,缓解率可达90%,也是持续缓解时间最长、治疗效果最好的一种类型。

慢性髓系白血病:①慢性粒细胞白血病首选酪氨酸酶抑制剂治疗,建议尽早且规范化治疗,服药期间若擅自减量或停药,容易产生耐药性。②慢性粒-单核细胞白血病治疗手段有细胞毒类药物羟基脲,去甲基化药物阿扎胞苷及地西他滨,以及后续的造血干细胞移植治疗。③幼年型粒-单核细胞白血病预后差,生存期多低于2年,尚无统一的有效药物,造血干细胞移植是目前能够治愈该病的唯一有效手段。④慢性中性粒细胞白血病尚无特异的有效治疗方法,羟基脲、α干扰素、诱导化疗可一定程度缓解病人的症状,造血干细胞移植是目前治愈该病的有效方法。

4.2.7 患者应该注意哪些问题?

①遵医嘱,积极配合医生的治疗,定期复诊,出现发热、出血、骨痛等症状应及时就诊。

②保持长期对战疾病的恒心,树立战胜疾病的信心,心情舒畅,积极治疗。

③饮食应保证卫生营养,以富含蛋白质、膳食纤维、维生素的食物为主,如乳类产品、动物肝脏、瘦肉、蛋黄、银耳、豌豆、黑豆,以及各种绿色蔬菜与新鲜水果。

④健康的生活习惯,戒烟酒,避免熬夜;适当的体育锻炼,增强体质(图4.8)。

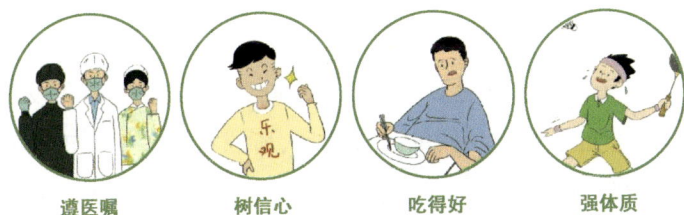

遵医嘱　　　树信心　　　吃得好　　　强体质

图4.8　白血病患者注意事项

(重庆医科大学儿童医院　张云)

4.3 急性淋巴细胞性白血病——儿童恶性疾病第一"杀手"

4.3.1 什么是急性淋巴细胞白血病?

急性淋巴细胞白血病是急性白血病的一种亚型,是骨髓或外周血查见大量原始及幼稚淋巴细胞的一类急性白血病。急性髓系白血病和急性淋巴细胞白血病是急性白血病的两大主要类型,急性髓系白血病多发于成年人,而急性淋巴细胞白血病在儿童中的发生率更高,严重影响了儿童的生命健康,是儿童生长发育中需要切实防范的"杀手"(图4.9)。

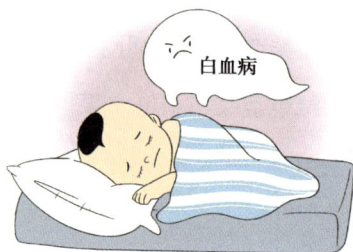

图4.9 儿童"杀手"——白血病

由于淋巴细胞起源于骨髓,在淋巴结或胸腺中分化发育成熟,经历了两个不同的生长场所,所以在医学上淋巴瘤和急性淋巴细胞白血病有时难以区别。一般认为,首发于骨髓或外周血的淋巴肿瘤为白血病,首发于淋巴结的为淋巴瘤。有些患者有明显肿块,又有骨髓侵犯时,难以辨别发生的先后顺序,而且这些淋巴瘤细胞起源和急性淋巴细胞白血病一样,相互区别很困难,世界卫生组织就把它们统称为一类疾病,即淋巴母细胞性淋巴瘤或急性淋巴细胞白血病,治疗方案也没差别,医生们就不用纠结如何把它们分开了。

淋巴细胞白血病的分型很复杂,与下面2个因素有关:

①白血病细胞比例:>20%为急性淋巴细胞白血病;<20%为淋巴瘤骨髓侵犯。

②白血病细胞免疫标志:B细胞、T细胞或NK细胞类。

4.3.2 急性淋巴细胞白血病的发病症状有哪些?

急性淋巴细胞白血病可发生在任何年龄,以儿童和青壮年多见,是小儿时期最常见的白血病类型,75%的患儿年龄在6岁以下,成人中的发病率明显低于急性髓系白血病,男性多于女性。80%~85%的急性淋巴细胞白血病为B细胞型,淋巴母细胞性淋巴瘤以T细胞型多见,约占90%。急性淋巴细胞

宝宝贫血要注意!

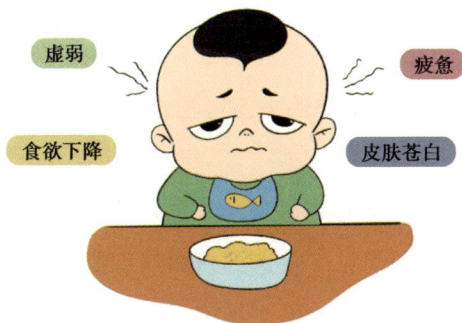

图4.10 中至重度贫血是急性淋巴细胞白血病的主要症状之一

白血病临床起病急,常表现为发热、中至重度贫血、皮肤黏膜及内脏出血等(图4.10)。急性淋巴细胞白血病复发和死亡的主要原因是中枢神经系统白血病,可发生在病程的任何阶段,完全缓解期的发病率高。

4.3.3 如何辨别急性淋巴细胞白血病细胞与正常祖化B细胞?

B淋巴细胞在骨髓里发育成长,有些细胞形态幼稚,和白血病细胞有点相似,我们把它称为祖化B细胞。急性淋巴细胞白血病细胞与正常祖化B细胞的区分,对患者治疗后期微小残留病灶的监测尤为重要,如果我们搞不清这两者的差异,就无法判断患者是否经过治疗得到缓解,这对提高病人的治愈率有很大影响。

大多数急性淋巴细胞白血病的原始细胞形态相同,原始细胞可大可小。小原始细胞胞质量少,核染色质聚集,核仁模糊;大原始细胞有中等量的浅蓝或灰蓝色胞质,空泡偶见,核染色质疏松,核仁清晰,胞核外形呈圆形或不规则、凹陷、折叠、切迹等。少部分患者的原始细胞胞浆内可见粗大嗜天青颗粒,还有部分患者的原始细胞可见伪足,类似手镜,称为"手镜细胞"。

正常祖化B细胞形态较成熟小淋巴细胞稍大,胞质少,染色质较疏松,核仁不见。在遇到白血病细胞含量低或形态不典型时,利用流式细胞术检测细胞免疫表型可以很好地对两者进行区分。

我们又是如何根据免疫表型进行区别的呢？在流式免疫表型分析图上，正常祖化B细胞CD10、CD20、CD38等标志表达呈弱到强的连续分布，抗原之间的表达是协调的，有其独特的发育轨迹，如CD10/CD20呈"Z"字形。白血病细胞的标志表达强度较一致，有的过强，有的过弱，在图上呈现出偏离正常发育轨迹的现象。

（陆军军医大学第二附属医院　邓小娟）

4.4　淋巴瘤——不单是以身体包块起病

4.4.1　什么是淋巴瘤？

常见的肿瘤如肝癌发生在肝脏上，肺癌发生在肺上，胃癌发生在胃上，那淋巴"癌"当然也是发生在淋巴结上。但是淋巴"癌"又不仅限于淋巴结，有时候还能发生在胃上、肠道里，有时候发生在皮肤表面，甚至还能发生在眼睛里，在我们统称的淋巴造血系统里。那么，淋巴造血系统到底是什么？

4.4.2　淋巴造血系统

淋巴造血系统调节人体免疫功能的一个复杂的系统，主要包括：①淋巴结，也就是我们常说的"羊子"，最常见的就是感冒时，下巴两侧会有一个可以推动的小球，触碰会痛。其实，不仅颌下，淋巴结遍布全身。当一个部位发生炎症时，比如鼻炎、牙龈发炎、喉咙发炎,下颌处就容易触摸到肿大的淋巴结;尿路感染、拉肚子时,可以在腹股沟上摸到肿大的淋巴结。它们像身体健康关卡的第一个哨兵,严格地筛查可疑者,当有外敌入侵时,会与之搏斗,继而引发淋巴结肿大,搏斗的过程引发了疼痛;除了浅表处手可以触摸的淋巴结外,身体深处、脏器周围也有淋巴结,称为深部淋巴结。②脾脏,是一个汇集淋巴细胞的二级器官。③黏膜,是人体抵抗外来病原体的第一道防线,因此这里也驻扎了很多守卫身体的士兵——淋巴细胞。④骨髓,是淋巴细胞出生和成长的地方(图4.11)。

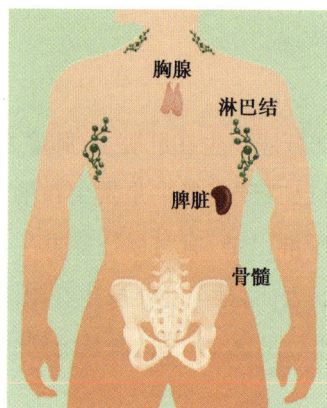

图4.11 淋巴造血系统

以上部位的淋巴细胞发生"异变"时,都有可能发生淋巴瘤。所以淋巴瘤可以出现在皮肤、消化道、淋巴结、骨髓等位置。那它们究竟是怎么从正常的保护人体的组织"叛变"成了"大魔王"呢?

4.4.3 淋巴瘤的发生

像互相协作的蚁群一样,淋巴细胞也是一群不会繁殖但辛勤工作的工蚁,它们中有的是门口查验身份的"守卫"——抗原识别细胞,有的是"导弹兵"——B细胞(分泌抗体对抗病原体);有的是"特种兵"——细胞毒性T细胞(杀灭病原体或有害物)。淋巴细胞有很多种类,分为不同年龄(阶段)、不同工种。当其中一个突然叛变、无限繁殖,拥有了不死不灭的特异功能,就会在短期内快速扩大。当它们压过了其他类型的细胞时,即形成了肿瘤。

4.4.4 淋巴瘤的形成

淋巴瘤的发病机制复杂,年龄越大,越容易发生淋巴瘤;淋巴细胞长期与病毒斗争,有些可恶的病毒,可以诱发淋巴细胞的"叛变",形成肿瘤(图4.12)。最常见的与淋巴瘤相关的

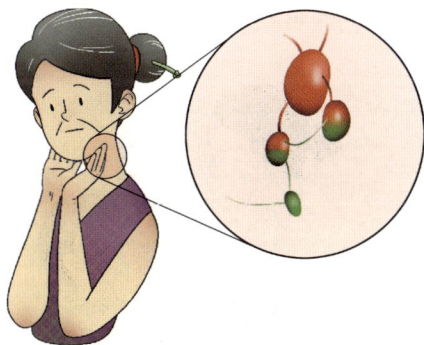

图 4.12 淋巴瘤的形成

病毒有 EB 病毒、HIV 病毒即 HHV8 病毒等；某些淋巴瘤亚型，还与电离辐射有关；胃黏膜相关的一类淋巴瘤亚型，与幽门螺杆菌的感染有关，若根除其感染，甚至可以治疗这类淋巴瘤。

4.4.5　淋巴瘤的预防

大家一定关心，我们该怎样预防淋巴瘤呢？很遗憾，目前尚无预防淋巴瘤的疫苗问世，我们能做的就是，增强抵抗力，保持良好的作息、健康的饮食习惯，注意个人卫生，减少病毒感染，若感染了 EB 病毒或人类免疫缺陷病毒，应严格遵医嘱，接受药物治疗；另外，尽量避免辐射及毒性物质的接触，定期体检，做到早发现、早治疗。

4.4.6　淋巴瘤的症状及检查

怀疑淋巴瘤，会有哪些症状？需要做哪些检查？淋巴结肿大，就一定是淋巴瘤吗？

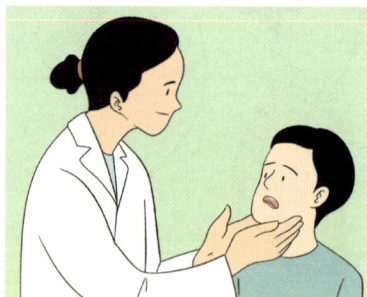

图 4.13　淋巴结触诊

当我们摸到自己淋巴结肿大的情况时，先不要着急，如果疼痛、肿胀，那更大可能是炎症导致；如果摸上去不痛不痒，反而建议尽快就医（图4.13）。

有的患者并不是以淋巴结肿大为首发症状，可能偶然在体检时，发现白细胞数增高了，进而查出淋巴瘤，这类患者症状轻，相对进展缓慢；有的患者发热老不好，吃不下饭，人越来越消瘦，这类患者就很危险了，疾病可能更重，进展更迅速。由此可以看出，淋巴瘤有轻有重，病情进展快慢不定。简单来说，前者为惰性淋巴瘤，危险程度相对低；后者为侵袭性淋巴瘤，危险程度很高，需要采取快速有效的治疗手段，不能耽误。（图4.14）

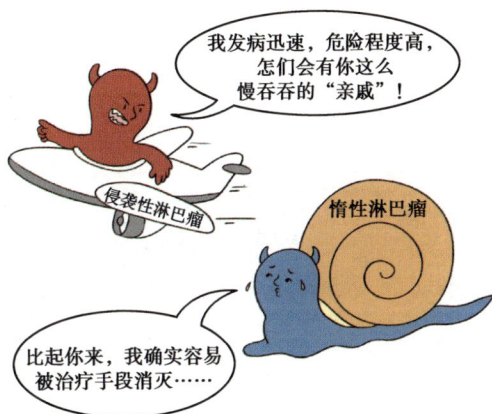

图4.14　侵袭性淋巴瘤和惰性淋巴瘤

检查主要通过对淋巴结或肿瘤部位取材送活检，通过组织病理诊断。同时，需要做骨髓穿刺检查，评估骨髓中淋巴瘤侵犯的情况；有的患者淋巴结肿大不明显，没有明显肿瘤，则直接进行骨髓检查，通过骨髓诊断淋巴瘤。

淋巴结病理活检是诊断淋巴瘤的"金标准"，需要通过切片镜检和免疫组化染色技术来诊断淋巴瘤,报告时间比一般化验时间要长,多为5~7天。有的患者病情疑难,需要加做基因检查才能确诊。大多数患者通过淋巴结活检都能明确诊断,少数患者则需要结合临床症状来分析判断,甚至随访观察。

4.4.7 淋巴瘤的种类

淋巴瘤种类繁多,亚型有几十种,如上面提到的按病情进展的快慢,淋巴瘤可以分为惰性和侵袭性;按淋巴瘤的细胞表面携带的不同的标志物,还能简单地分成T细胞淋巴瘤和B细胞淋巴瘤,这是选择治疗方案的基础(图4.15)。

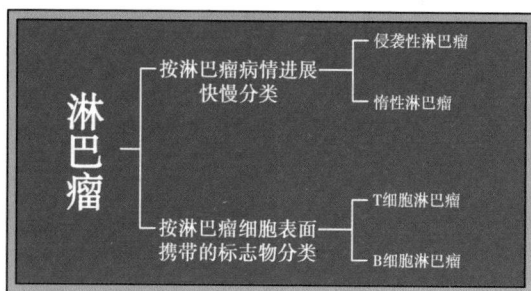

图4.15 淋巴瘤的分类

若真罹患淋巴瘤,也不要心灰意冷,随着医学技术的高速发展,淋巴瘤的治疗已能大幅延长病人的生存期,提高生存质量。只要病人有坚定的信心,客观地认识淋巴瘤本质,积极配合治疗,必能获得胜利!

(陆军军医大学第二附属医院 李佳)

4.5 骨髓瘤——吞噬骨头的"螃蟹"

临床上称骨髓瘤为多发性骨髓瘤,因其名称带有"骨"字而经常被认为是骨科疾病,当然也有部分患者因骨髓瘤导致的骨痛、骨折就诊于骨科。那为什么不看骨科,需要到血液科就诊呢? 让我们来了解一下吧。

4.5.1 什么是多发性骨髓瘤?

多发性骨髓瘤的罪魁祸首就是骨髓中的浆细胞不受控制地增殖,正常浆细胞存在于脾脏、淋巴结,由B淋巴细胞接受病原体刺激后,分化并发育成熟而来。当身体遭遇病原体攻击时,正常浆细胞快速进入"备战"状态,合成和分泌抗体,从而攻击并杀伤病原体。但是当正常浆细胞自身受到外界伤害,比如电离辐射,遗传因素及病毒感染等有关有害刺激,就变成了异常浆细胞,临床上称为"骨髓瘤细胞",其像肿瘤细胞一样恶性、病态增殖。正常浆细胞的功能受到抑制,合成并分泌大量异常的免疫球蛋白,作用于器官而导致器官受损,最终导致多发性骨髓瘤的发生(图4.16)。

因骨髓瘤细胞在骨髓中的大量恶性增殖,患者会出现骨痛,甚至一摔就骨折,其根本不是骨科疾病引起的,而是异常浆细胞被激活进而破坏骨头正常细胞而导致的。举一个例子,挤公交后发现几根肋骨断了,这显然不是正常情况,说明骨头可能有病变;或者一些老年人提重物后出现腰椎压缩性

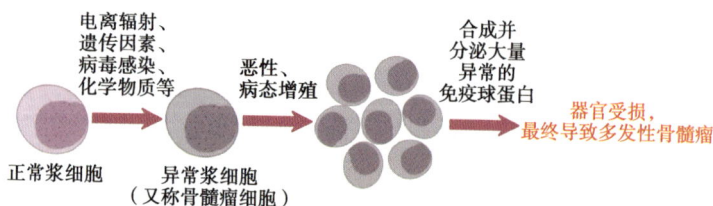

图4.16　多发性骨髓瘤的发病机制

骨折,年龄大的人出现骨头病变,也是多发性骨髓瘤的重要表现之一。虽然多发性骨髓瘤听上去像是骨科相关的肿瘤疾病,但是去骨科就诊不能解决根本问题,需要到血液科完善检查后进行诊断和治疗。在很多国家,多发性骨髓瘤多发于老年人,就目前的医疗水平而言,多发性骨髓瘤无法达到完全治愈的状态。但新药的不断涌现及检测手段的提高,使这个疾病的疗效得到了很大提升。

4.5.2　多发性骨髓瘤的检查有哪些?

大量骨髓瘤细胞的生成可以抑制正常细胞生长,其中就包括红细胞。红细胞生成减少,导致血红蛋白(平常所说的血色素)下降,造成贫血;同时,会激活破坏骨头的细胞,造成人体的骨头被破坏,容易发生骨折、骨痛等,并引起血钙水平增高;异常的浆细胞会产生大量异常的免疫球蛋白,这些免疫球蛋白沉积在器官中会造成器官功能损伤和淀粉样变性(图4.17)。

根据这些临床症状,医生往往会开具一系列检查来帮助临床诊断,有些患者就不太能接受这么多且费用昂贵的检查,特别是让人们生畏的骨髓穿刺检查。其实每一个检查都对诊断多发性骨髓瘤有很重要的意义,对疾病危险评估和预后有指导作用。那么,到底要做哪些检查来辅助诊断多发性骨髓瘤呢?

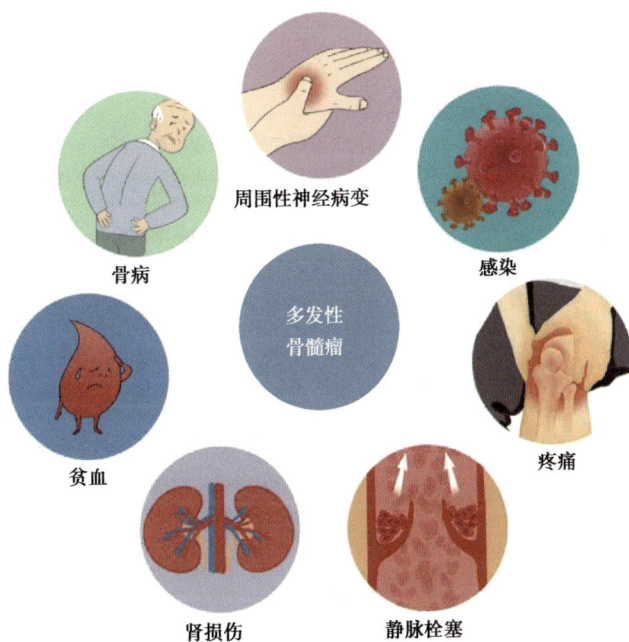

图4.17 多发性骨髓瘤的临床症状

4.5.3 多发性骨髓瘤的诊断

多发性骨髓瘤虽说是骨髓中的浆细胞异常增多的疾病,

但浆细胞增多不仅只在多发性骨髓瘤中出现,还在冒烟型骨髓瘤、意义未明的单克隆免疫球蛋白血症、轻链型淀粉样变性、巨球蛋白血症、单克隆免疫球蛋白沉积病、重链病等疾病中都有不同程度的增多。血液科门诊上,经常有患者拿着几张骨髓报告单咨询:"医生,我是多发性骨髓瘤吗?"我们是如何诊断这种疾病的呢? 诊断多发性骨髓瘤必须同时满足以下条件(图4.18)。

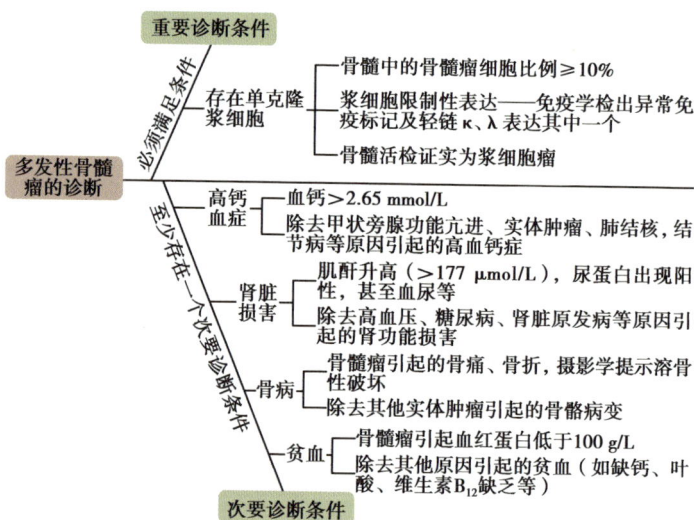

图4.18　多发性骨髓瘤的诊断

临床上有些患者并不是一开始就发现是多发性骨髓瘤,他们当中有些是无症状但是体检时某些指标有异常,也有些是浆细胞比例增高但未达到多发性骨髓瘤诊断标准的情况,这些都需要临床医生结合病人自身情况来给出指导意见。

从多发性骨髓瘤前期到需要治疗的阶段，每个人演化的时间长短不一样，有的人终生都可能不会演化，只有出现症状的多发性骨髓瘤才需要治疗。对于意义未明的单克隆免疫球蛋白血症和冒烟型骨髓瘤这些多发性骨髓瘤前期患者，我们需要进行密切检测，通常第一次发现需要3~6个月就复查一次，如果M蛋白一直稳定，医生会逐渐拉长随访时间，很多患者可以每年随访一次。

4.5.4　多发性骨髓瘤的治疗

有症状的多发性骨髓瘤患者，是需要积极治疗的。那么有症状指的是哪些情况呢？它包括贫血、肾功能损害、骨质破坏等，有了这些症状的患者就必须用药治疗了。第一个阶段的治疗正常采用标准的一线治疗，是基于蛋白酶体抑制剂（硼替佐米、伊沙佐米、卡非佐米）和免疫调节剂（来那度胺、沙利度胺、泊马度胺）两种药物的组合方案，再结合自体干细胞移植，患者中位总生存时间已经可以到十年。

多发性骨髓瘤虽多发于老年人，但随着人们生活质量水平及体能状况的提高，自体干细胞移植对年龄大小没有硬性要求。自体干细胞移植的目的在于最大程度地减轻肿瘤细胞的负荷，延长病人的生存时间。一线治疗加上自体干细胞移植以及后续的维持治疗，很多患者能够拥有长时间的较高生活质量的生存（图4.19）。

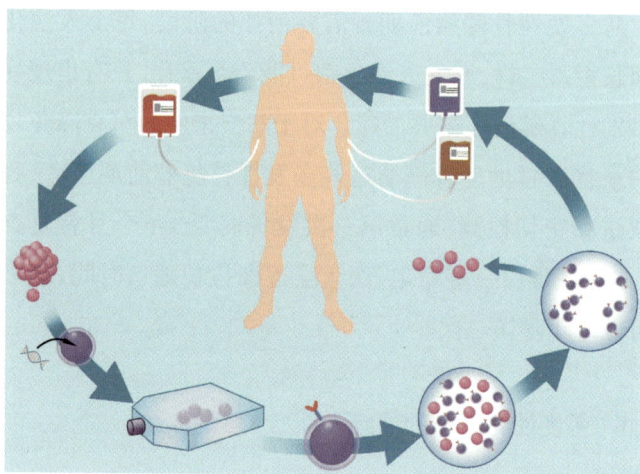

图 4.19　自体移植治疗多发性骨髓瘤

　　当然,多发性骨髓瘤目前仍无法治愈且存在复发风险。那么,复发后该如何治疗呢? 现在,新一代蛋白酶体抑制剂或免疫调节剂仍是治疗复发的多发性骨髓瘤的主力。在过去两年里,有多项研究表明CD38单克隆抗体联合卡非佐米、来那度胺、地塞米松对高危多发性骨髓病人的总体缓解率达到96%。在 2022 年,国内外的嵌合抗原受体T细胞免疫疗法(CAR-T)在多发性骨髓瘤领域中也取得了显著的进展,随后,美国食品药品监督管理局(FDA)已批准西达基奥仑赛用于治疗接受过≥4线治疗(包括蛋白酶体抑制剂、免疫调节剂和抗CD38单克隆抗体)的复发或难治性多发性骨髓瘤成人病人;在我国也有多个血液病中心开展了多发性骨髓瘤CAR-T治疗,并且取得了很好的疗效。

　　对于多发性骨髓瘤来说,国内的诊断手段以及治疗措施包括药物与国外基本能达到一致水平。因此,多发性骨髓瘤患者们不要轻易放弃治疗,随着一些特定药物进入医疗保障范畴,已大幅降低了多发性骨髓瘤患者的治疗费用。相信随着新的药物的不断问世及医保政策的落实,多发性骨髓瘤患者一定能得到更长的生存时间(图4.20)。

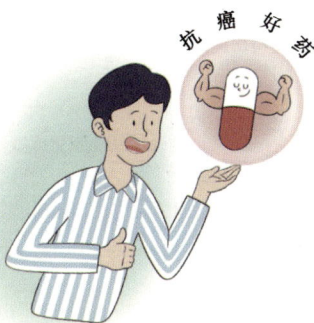

图4.20　药物治疗多发性骨髓瘤

(陆军军医大学第二附属医院　陶廷露)

4.6　红细胞疾病——贫血的源头

4.6.1　红细胞的寿命

红细胞在红骨髓中生成,平均寿命约为120天(图4.21)。随着红细胞年龄的增加,它将逐渐失去弹性,如果没有蛋白质合成,它就无法进行自我修复而坏死。坏死的红细胞能够在作为质量控制中心的脾脏中被检查到,脾脏有一个非常窄的通道网络,可以测试红细胞的弹性:健康的红细胞可以通过弯曲和折叠自己通过;而衰老的红细胞因无法折叠会被卡住然后被巨噬细胞吞噬。部分坏死的红细胞成分被分解回收用以制备新的细胞,部分血红素被分泌到胆汁中随粪便排出体内。红细胞的数量受到严格控制,其生成率和死亡率之间的失衡可能导致红细胞的减少或增多,从而使人患上红细胞疾病。

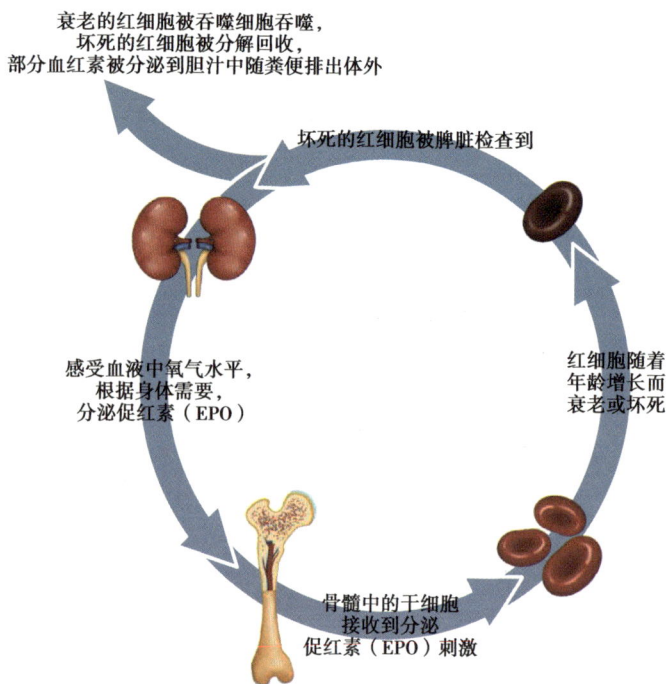

衰老的红细胞被吞噬细胞吞噬,
坏死的红细胞被分解回收,
部分血红素被分泌到胆汁中随粪便排出体外

坏死的红细胞被脾脏检查到

感受血液中氧气水平,
根据身体需要,
分泌促红素(EPO)

红细胞随着
年龄增长而
衰老或坏死

骨髓中的干细胞
接收到分泌
促红素(EPO)刺激

图4.21 红细胞的"一生"

4.6.2 红细胞减少症——贫血的由来

如果因为一些原因引起制造血细胞的"工厂"——造血组织

受到损伤,导致"产品"(红细胞)数量减少,这种疾病被称为造血功能障碍性贫血,主要包括再生障碍性贫血、纯红细胞再生障碍性贫血及急性造血功能停滞。再生障碍性贫血表现为全血细胞减低、出血、感染,一般无肝脾肿大;纯红细胞再生障碍性贫血表现为红细胞减少,贫血是其唯一的症状和体征;急性造血功能停滞主要表现为突发苍白、无力或病情突然加重。

体内生成红细胞需要相应的原料,主要包括铁、叶酸和(或)维生素 B_{12}。如果机体缺乏铁,就会导致血红蛋白合成减少,从而引起小细胞低色素贫血,也就是我们常说的缺铁性贫血;如果机体缺乏叶酸和(或)维生素 B_{12},就会导致细胞DNA合成障碍,致使造血细胞发育障碍、无效造血,从而引起巨幼细胞贫血。

如果"产品"(红细胞)生产出来有质量问题或者受到不合理破坏,就会导致溶血性贫血。遗传性溶血通过遗传或后天获得,通常是因为红细胞自身的缺陷,如血红蛋白结构异常;而获得性溶血可由毒素、药物、自身免疫性疾病、感染、脾脏过度活跃或血型错配引起。

贫血导致血液中的氧含量下降,轻度贫血会导致身体虚弱和意识模糊,而重度贫血可能会因缺氧导致器官衰竭危及生命。

4.6.3 红细胞增多症

红细胞生成过多会导致红细胞增多症,可分为原发性和继发性。

原发性红细胞增多症(真性红细胞增多症)是一种因骨髓产生过多血细胞引起的血液肿瘤,它的病情进展缓慢,患者多为中老年人,常有头痛、眩晕、耳鸣、眼花、疲乏、肢端麻木与刺痛、多汗、视力障碍、皮肤瘙痒等症状。半数以上患者有高血压,可有血栓形成和梗死。它的病理改变常有JAK2基因突变,骨髓红细胞系列增生旺盛,病程长,终末期可以出现骨髓纤维化或急性白血病变。

继发性红细胞增多症(图4.22)是低氧状态下产生的,低氧诱导肾脏产生大量的促红细胞生成素(EPO),从而导致过多红细胞生成,致病原因包括吸烟、空气污染、肺气肿、生活在

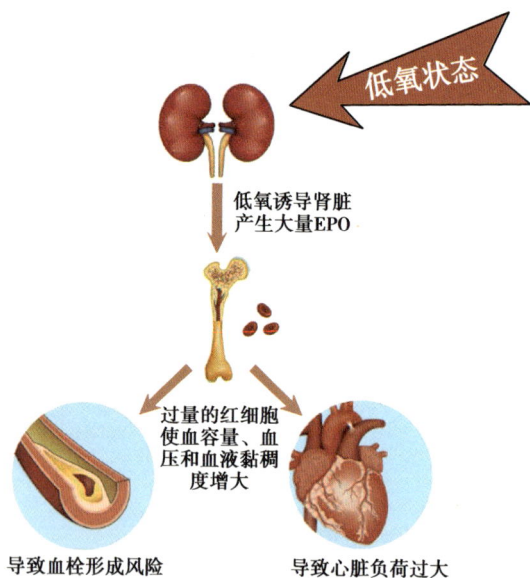

低氧状态

低氧诱导肾脏
产生大量EPO

过量的红细胞
使血容量、血
压和血液黏稠
度增大

导致血栓形成风险　　　　导致心脏负荷过大

图4.22　继发性红细胞增多症

高海拔地区以及长期从事激烈运动的运动员。过量的红细胞可能会增加血容量、血压和血液黏稠度,从而增加了血栓形成的风险,可能会导致心脏病、中风和肺动脉栓塞;心脏也因此必须运送更大量的黏稠血液,可能会导致心力衰竭。

(陆军军医大学第二附属医院　张静)

4.7　出凝血疾病——出血不止需警惕

在我们血管里流淌的血液,从心脏泵出,到达身体的各个器官,将携带的氧气和其他营养物质提供给每个机体组织,以保证我们正常的生命活动。如何保证我们的血液在血管内始终处于流动状态而不凝固呢? 当我们的机体受到机械性外伤或者体内受到疾病损伤出现出血情况时,机体又是如何让出血部位血液凝固而止血的呢? 这就需要我们了解机体复杂的凝血系统。

4.7.1　什么是凝血系统?

凝血系统是人体重要的机体防御系统,能确保人体血液运行流畅,不易凝固堵塞,在受到外力损伤时及时凝血止血。正常情况下,一般的小面积的皮肤出血,如小刀伤、小擦伤等,机体通过启动凝血系统可以及时凝血止血。对于体表大面积和大器官全身性的出血损伤,则需要积极地止血救治,包括阻断血管血流、压迫伤口、止血药物应用和手术缝合治疗等。凝血物质是指人体的凝血过程的主要参与者,包括血管、白细胞、红细胞、血小板和凝血因子等。

4.7.2　凝血过程——"瀑布学说"

早在19世纪,人类科学家就发现了血小板的存在,随后发现了血小板的止血功能和修补血管壁的功能:血小板靠相互地聚集和黏附在血管壁来完成止血。20世纪50年代以后,科学家们陆续发现了约13种肉眼不见的细小物质,这些物质被称为凝血因子。这些凝血因子被不断激活释放,最终完成整个凝血过程,并形成了相应的凝血机制。20世纪60年代,科学家们提出的"瀑布学说"已成为公认的凝血机制。

"瀑布学说"形象地描述了凝血过程的特点:一是阐明了自上而下的凝血通路;二是它的反应步骤,即凝血一旦启动,是无法阻挡的连锁反应,犹如瀑布飞流直下,一气呵成,势不可挡。在这个"瀑布学说"里,"瀑布"的产生有2个"落水口",在医学上称为内源性凝血途径和外源性凝血途径,这两个"落水口"在"瀑布"中央形成汇集一处直至落地,这一过程又称为共同凝血途径(图4.23)。

"瀑布学说"展示了机体正常的凝血途径。在整个系统中,凝血过程的参与者主要有血管、血小板和凝血因子等,这些参与者都不能出现问题,如果其中任何一个因素出现了异常(如某个凝血因子减少),都会造成凝血障碍并引起出凝血疾病。

根据凝血瀑布学说，人体内凝血分为
三个阶段，两个途径（内源性、外源性）

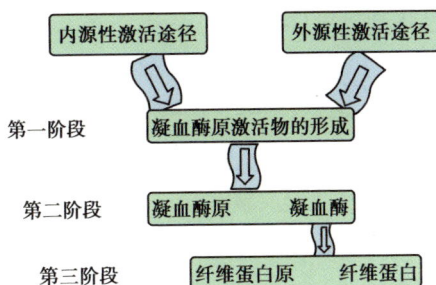

图4.23　"瀑布学说"图

4.7.3　出凝血疾病有哪些？

　　某些疾病可能导致我们的凝血功能异常，而使我们的机体"自发性"地出血或出血不止，这就有可能是我们机体患上了出凝血疾病，需要到医院检查并进行治疗。出凝血疾病简单地可以分为与凝血因子、血小板、毛细血管相关以及多种因素混合导致的疾病种类。

　　与凝血因子相关的疾病可以分为两大类：遗传性凝血因子缺乏性疾病（含血管性血友病）和获得性凝血因子缺乏性疾病（图4.24）。

　　其他与凝血系统疾病有关的疾病包括特发性血小板减少性紫癜和过敏性紫癜。特发性血小板减少性紫癜是一种自身免疫性疾病，血小板数量减少，多见年轻女性发病。过敏性紫癜是常见的血管变态反应性出血性疾病,多见青少年发病。过敏性紫癜特点是多见四肢对称分布,分批出现;检查血小板数量正常,可找到过敏原因。

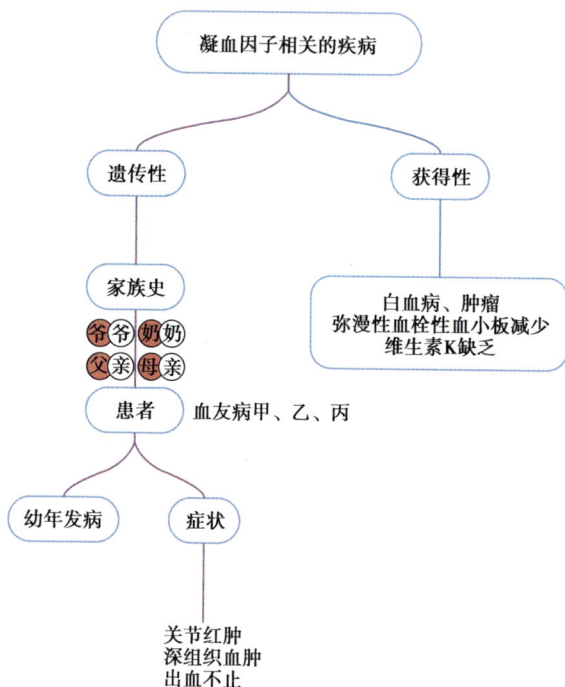

图4.24 凝血因子相关的疾病

4.7.4 出凝血疾病检查

出凝血疾病的患者常常是因为经常出现毫无诱因的皮肤瘀斑瘀点,皮肤青紫一片,或肌肉关节血肿,或外伤后出血不

止等出血症状,一旦发现此类情况,就应该到医院及时就诊。一般医生为了弄清楚病情,除了详细询问病史外,还会开具以下检查:

①血常规。观察血小板的数量是否减少。

②凝血4项。包括凝血酶原时间(prothrombin time,PT)、活化部分凝血活酶时间(activated partial thromboplastin time,APTT)、凝血酶时间(thrombin time,TT)、纤维蛋白原(fibrinogen,FIB),用于检查是否存在凝血功能异常的情况。

③凝血因子检查。观察有无Ⅷ因子、Ⅸ因子缺乏,VWF抗原存在等。

④血浆鱼精蛋白副凝试验,即3P试验。主要针对弥散性血管内凝血患者,观察是否有纤维蛋白降解物产物增多、纤溶亢进存在。这是一种简单的实验方法,现在逐渐被D-二聚体的定量检测实验所取代。

对于出凝血疾病,不同的类型其治疗方法是不一样的。凝血因子缺乏的出血使用任何止血药均无效,只有输入凝血因子或新鲜血浆才有效。血小板减少的患者需要输注新鲜血小板;因为免疫因素导致的血小板减少则需要给予激素或免疫球蛋白治疗。弥散性血管内凝血治疗相对困难,需要采用治疗各种原发病、药物止血、抗血栓形成和纤溶亢进等措施。

(陆军军医大学第二附属医院　彭贤贵)

第五章
血液疾病的常见表现

5.1 为什么我的白细胞降低了？

小张最近因公司业务繁忙，经常加班。在一段时间的连续加班熬夜之后，时常感到疲惫，但这种疲惫感即便是在充分休息之后，依然无法消除，反而还有加重的趋势，甚至出现了偶尔发热的情况。正好近期公司组织了员工体检，小张想正好查一查自己哪里不对劲。当他拿到体检报告时，才发现在自己的血常规报告单上出现了好几个下降箭头，而这些出现下降的数值均是与白细胞相关的。这可把小张吓了一跳，回忆自己近期的身体不适，小张赶紧找到血液科李医生询问。那么为什么小张体检白细胞会低？这到底是什么原因引起的呢？

5.1.1 白细胞的作用

免疫系统与人体的身体健康有着非常密切的关系，其中白细胞参与了人体免疫系统的构成。白细胞也是分有很多种类的，每一个品种的白细胞都担任着不同的角色，在体内起着不同的功能。白细胞其实是一类细胞的总称，由中性粒细胞、嗜酸性粒细胞、嗜碱性粒细胞、淋巴细胞和单核细胞组成，虽然它们有各自不同的作用，但总的来说都是人体重要的免疫细胞，是我们人体与疾病斗争的"卫士"。当病原体（病毒、细菌等）侵入人体时，白细胞可以帮助吞噬和消化侵入的病原体以及机体内存在的坏死细胞和异物，在免疫方面发挥重要作用。我们所有的血细胞都来源于造血干细胞，白细胞也不例外。造血干细胞在骨髓内不断分化生成为各类幼稚白细胞，之后这些白细胞在骨髓或其他造血器官内不断成熟，直到它们能"独当一面"后，成熟的白细胞就会进入血液中发挥其免疫作用。

5.1.2　白细胞减少的判定

正常成人外周血中白细胞数量为$(4\sim10)\times10^9/L$，因此当检查结果的白细胞总数持续低于$4\times10^9/L$时，就可以称为白细胞减少症了。白细胞减少症是伴或不伴粒细胞减少的一种血液系统综合征。由于中性粒细胞是白细胞的主要成分，中性粒细胞减少常导致白细胞减少，因此多数情况下，白细胞减少是由中性粒细胞减少引起的。临床上又把中性粒细胞绝对值低于$2.0\times10^9/L$称为中性粒细胞减少，低于$0.5\times10^9/L$称为粒细胞缺乏。

5.1.3 白细胞减少的危害

白细胞减少对于人体的主要危害是抗病能力下降。由于免疫功能降低,白细胞减少症的病人,多数有头昏、疲乏、双下肢沉重、失眠和多梦等症状;部分患者易感染,如反复罹患感冒、肺炎和气管炎等;少数则无症状,也无感染,仅在检查时才能发现。但没有症状并不代表病情不严重,若患者出现白细胞减少的情况,建议尽快前往医院查清原因。而对于粒细胞减少症和缺乏症的患者,尤其是急性,更要引起重视,这类患者起病急骤,病情凶险,伴有畏寒、高热、头痛、多汗等症状,常出现咽峡炎、扁桃体脓肿和肛周脓肿等感染,如不及时治疗,可能会危及生命。

5.1.4 白细胞减少的病因及诊断

对于白细胞减少症的患者,我们首先需要明确原因。按照发病机制主要可分为三大类:白细胞生成减少、白细胞破坏增多及白细胞分布异常。

白细胞生成减少:最常见的原因为骨髓造血系统受到各种因素影响,使得其生成白细胞的功能下降,具体可能包括:

①服用了一些药物产生的副作用,包括解热镇痛药、抗生素、抗癫痫药等,都可能引起白细胞减少。

②物理化学因素,最近接受了大量的电离辐射、化学性毒物等。

③营养因素，维生素 B_{12} 和叶酸是血细胞生成的必需原料，如果长期摄入不足，就会引起白细胞下降。

④血液系统疾病，如再生障碍性贫血、骨髓增生异常综合征等，这些患者的骨髓造血工厂受到破坏，造血能力下降，白细胞也就相应下降。

⑤化疗的副作用，许多肿瘤患者进行化疗后，由于化疗药物对骨髓造血干细胞的抑制作用，也会出现白细胞下降，在临床上也属于比较常见的原因。

白细胞破坏增多：一些疾病会使得自身的白细胞受到攻击，当破坏的速度大于骨髓的生成速度时，白细胞就会出现下降，具体包括：

①自身免疫性疾病。一些慢性中性粒细胞减少的病例，往往是由自身免疫性机制造成的。"自身免疫"是机体防病祛病的一种防卫武器，有些时候却"敌我不分"误伤自己，好比搬起石头砸自己的脚，导致自身受到伤害。常见于全身性自身免疫性疾病，如系统性红斑狼疮，抗体直接作用于中性粒细胞，导致中性粒细胞减少。

②感染。病毒性感染，如流感、麻疹、病毒性肝炎、水痘、风疹、巨细胞病毒等使白细胞破坏过多，超过骨髓代偿能力。当病毒感染好转后，白细胞数量也会随之回升。

③白细胞分布异常。这类疾病被称为"特发性良性中性粒细胞减少症"。白细胞在骨髓内成熟后，一部分会进入血液随着血液循环流向全身，另一部分则会黏附于微静脉的血管壁，相当于前者为"流动资金"，后者为"固定资金"，两者正常

情况下是可以互相转化的。但对于这类患者来说,"固定资金"变多,"流动资金"减少,检查时就会出现白细胞降低。同时,又由于这类患者"资金"总数是正常的,对感染的抵抗力是正常的,不具有危害性,因此被称为良性病变。

总的来说,白细胞减少的病因庞杂,需要到医院进行进一步检查,如血常规、外周血细胞学和骨髓象检查、粒细胞边缘池等检查,再结合服药史、个人史等多种因素来判断具体的病因,从而有针对性地进行治疗。

5.1.5 白细胞减少的治疗手段

那么对于白细胞减少症的患者,医生会给予怎样的处置与建议呢?医生会根据病人的病因和临床表现采取多种联合治疗。

①根据病因治疗。对于因外界因素导致白细胞下降的患者,只要去除病因,白细胞数量就能很快的恢复。如为药物、放射线、毒物接触等原因,应停药、远离危险场所;如为营养问题,应及时补充维生素 B_{12} 及叶酸;如为病毒感染,可进行抗病毒治疗。

②使用促白细胞生成药物,如利可君、盐酸小檗胺、维生素 B_4 和肌苷等,适用于轻至中度白细胞减少者。而对于免疫因素引起的粒细胞缺乏症,常用糖皮质激素,如泼尼松、地塞米松、甲泼尼龙等进行治疗。使用集落刺激因子,包括人粒细胞集落刺激因子和重组人粒细胞-巨噬细胞集落刺激因子,疗

效明确,但有发热、肌肉骨骼酸痛、皮疹等副作用。

③对于患有传染病、血液病、自身免疫性疾病的患者,还应积极治疗原发病。

在日常生活中,白细胞减少的患者应该保持良好的心态和健康的生活习惯,遵循医嘱用药,定期复查,定期监测,出现不适及时就诊。同时,由于这类患者易受感染,感染后又难以控制,因此一定要注意个人卫生,做好清洁工作,避免皮肤和黏膜破损,减少感染的风险。总之,白细胞下降虽然得引起重视,但不必过度恐慌,只要谨遵医嘱,积极治疗,白细胞数量必将"回归正轨"。

小张在听到医生耐心解答以后,心里有底了。自己前几天感冒了,白细胞的减少可能与病毒感冒有关。在感冒好了一个月后小张再来复查血常规,发现白细胞正常了,心里的担忧总算放下来了。三个月后再次复查血常规,白细胞还是正常,他的心情十分愉快。不过医生告诫小张,他的白细胞减少与病毒感染有关,在以后的生活中,要合理膳食、适当运动、注意冷暖、避免感冒、注意个人卫生,这样就能减少病毒感染的机会,避免白细胞减少的情况再次发生。

（陆军军医大学第二附属医院　墙星）

5.2　为什么我总是头晕乏力?

身体健康的人应该每天都是头脑清醒、精力充沛的,可是有些人有时会出现头晕、全身乏力的症状,这是怎么回事呢?

5.2.1 头晕的概念

首先我们要了解一下什么是头晕。头晕又称为眩晕,是一种主观感受,发作时一般意识清醒。它可以是一种短暂的症状,也可以是一种持续的状态。

眩晕可以是由神经系统功能障碍引起的,称为真性眩晕,表现有旋转感、摇晃感、移动感等;也可以由全身性疾病引起,称为一般性眩晕,多表现为头晕、头胀、头重脚轻、全身乏力、眼花等,有时似觉颅内在转动,但并无外界或自身旋转的感觉。

5.2.2 眩晕的常见原因

晕眩的常见原因如图 5.1 所示。此外,梅尼埃病(又称美

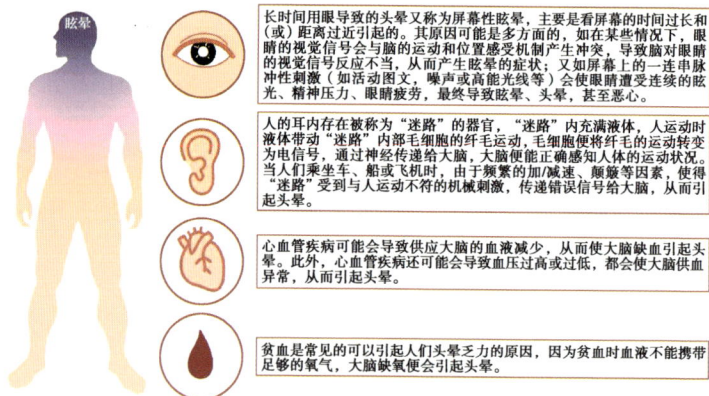

眩晕

长时间用眼导致的头晕又称为屏幕性眩晕,主要是看屏幕的时间过长和(或)距离过近引起的。其原因可能是多方面的,如在某些情况下,眼睛的视觉信号会与脑的运动和位置感受机制产生冲突,导致脑对眼睛的视觉信号反应不当,从而产生眩晕的症状;又如画面上的一连串脉冲性刺激(如活动图文、噪声或高能光线等)会使眼睛遭受连续的眩光、精神压力、眼睛疲劳,最终导致眩晕、头晕,甚至恶心。

人的耳朵存在被称为"迷路"的器官,"迷路"内充满液体,人运动时液体带动"迷路"内部毛细胞的纤毛运动,毛细胞便将纤毛的运动转变为电信号,通过神经传递给大脑,大脑便能正确感知人体的运动状况。当人们乘坐车、船或飞机时,由于频繁的加/减速、颠簸等因素,使得"迷路"受到与人运动不符的机械刺激,传递错误信号给大脑,从而引起头晕。

心血管疾病可能会导致供应大脑的血液减少,从而使大脑缺血引起头晕。此外,心血管疾病还可能会导致血压过高或过低,都会使大脑供血异常,从而引起头晕。

贫血是常见的可以引起人们头晕乏力的原因,因为贫血时血液不能携带足够的氧气,大脑缺氧便会引起头晕。

图 5.1 眩晕的常见原因

尼尔氏综合征）、颅内良恶性肿瘤、神经精神因素等原因也可引起眩晕。

5.2.3　头晕的治疗

　　头晕的治疗方法要根据病因来选择，可以采取药物治疗、血压调节、补充营养、血糖调节、疾病治疗、头部康复治疗等方法进行治疗。此外，还可以采取一些日常预防措施，如坚持运动、保持良好的睡眠习惯、保持良好的心态、保持良好的饮食习惯等，都可以减轻头晕的症状。总之，头晕可以是一种轻微的不适，也可以是一种严重的疾病，应尽早对其进行检查和治疗，以防止发展成严重的疾病。

（陆军军医大学第二附属医院　刘思恒）

5.3　为什么我刷牙经常出血？

　　我们生活中刷牙都遇到过出血的情况，有的人偶尔出血，有的人经常出血，有的出血量少，有的却出血不止（图5.2）。按照一般的生活常识，偶尔出血要看看是否刷牙太过用力、牙刷毛质太硬、口腔是否干燥或者有伤口等，这些情况调整一下生活习惯就可以解决了。如果刷牙出血还伴有牙龈肿胀疼痛，就应该去看看牙科医生。

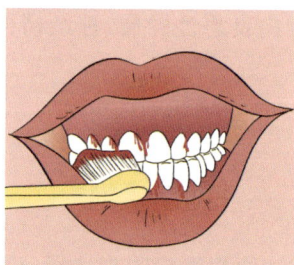

图5.2 牙龈出血

有的患者因牙龈出血会被转到血液科就诊,他们都很好奇:明明是口腔的问题,怎么转到了血液科? 现在就跟大家聊一聊刷牙出血的那些事儿。

5.3.1 牙龈出血的原因

牙龈出血是牙龈组织中的毛细血管破裂造成的,大多数情况下是被动出血,比如一些牙周病患者用力刷牙。但也可能是因全身性疾病引起的自发性出血。

刷牙出血的原因主要有4个方面:口腔问题、激素变化、药物原因和某些全身性疾病,其中全身性疾病就与血液系统密切相关了。

5.3.2 血液病伴牙龈出血的特点

血液病伴随的牙龈出血具有以下几个特点(图5.3)。

①整口的牙龈出现明显肿胀,呈现暗红色或苍白,质地松软脆弱,容易撕裂。

　　②牙齿有明显的自发性出血倾向,牙龈边缘会有比较大的渗血量,并且不易止住。在口腔的黏膜和牙龈表面可见明显的出血点或暗红色瘀斑。

　　③有些病例通过组织病理学检查可见牙龈中大量幼稚细胞的浸润,末梢血管发生栓塞,从而导致牙龈边缘处的组织坏死,出现溃疡或覆盖灰黄色假膜。

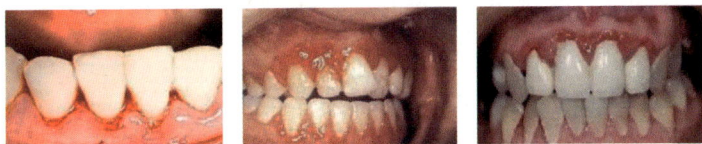

图5.3　血液病伴牙龈出血

5.3.3　伴随牙龈出血的血液病种类

　　那么,常见伴随牙龈出血的血液系统疾病又有哪些呢?

　　①白血病。白血病最常侵犯的就是牙龈组织,由于白血病细胞的浸润使牙龈增生、肥大、水肿,牙龈以及口腔黏膜常发生自发性出血。以急性早幼粒细胞白血病和急性单核细胞白血病最为显著。

　　②血小板减少性紫癜。顾名思义,指患者血常规检查时出现血小板数目减少,全身不同部位出现大大小小青紫的瘀点瘀斑,多见于女性。这类患者牙龈也会出现自发性出血,并会在刷牙、吮吸、外伤等外力作用下加重。

　　③血友病。这是一种凝血因子缺乏导致的可遗传的疾

病,主要表现为凝血功能障碍,出血不止,多见于婴儿或儿童时期的男性。可见牙龈、鼻腔、关节及四肢皮下的出血,出血时间长,可持续数小时。

④真性红细胞增多症。患此病后牙龈会特别红,也多为自发性出血,牙龈及唇黏膜处偶尔可见瘀血点。

除了这些,还有因为骨髓造血功能受抑制的再生障碍性贫血和一些溶血性疾病,比如阵发性睡眠性血红蛋白尿症等也可能出现牙龈出血。

当然,除了牙龈出血,血液系统疾病通常还会伴随其他的临床表现,如头晕乏力、发热、皮肤瘀点瘀斑和肝脾淋巴结肿大等。在综合患者的临床表现和一些辅助检查后可鉴别。

当你出现长期频繁的刷牙出血时应及时就医,基础的血常规、凝血象检查可以初步鉴别出血的原因。而血液疾病的患者应注意预防牙龈出血,尽量避免吃容易损伤牙龈的坚硬刺激性食物。如果真的出现出血不止的情况,应及时积极配合止血治疗;出血量大的情况下,可能还需要输血治疗;合并感染的患者还需配合抗感染的治疗。

总而言之,刷牙出血只是表象,找到出血的原因,才能从根本上摆脱牙龈出血的烦恼。

（陆军军医大学第二附属医院　唐永杰）

5.4　为什么我身上有瘀青？

生活中总是避免不了磕磕碰碰,有的人在碰撞处会发生不同程度的瘀青。按年龄分类的话,在老人中较为常见;按性别分类的话,女性更容易出现瘀青。为什么会出现这种现象呢?

5.4.1　产生瘀青的原因

随着年龄的增长,人的皮肤会逐渐变薄,血管也会变得脆弱,使人更易出现不明原因的瘀青。有些上了年纪的老人,由于心脏功能的下降,会使静脉血回流不畅,皮肤出现瘀青。女性较男性更容易发生瘀青,其原因首先是男性的皮肤较厚,含有更多的胶原蛋白,能更好地保护皮肤中的血管免受创伤;而女性的皮肤相对较薄,尤其是皮肤白皙的女性,稍有瘀血便会非常明显。其次,雌激素也会造成瘀青。研究表明,雌激素不仅是血管扩张剂,还能阻止血管修复。如果发生创伤,通常女性会在血液凝结前流更多的血。此外,另有一些人身上容易出现瘀青则与家族遗传有一定的关系,他们的毛细血管天生比较脆弱,稍有外力碰撞,身体上就会出现瘀青。这种情况对身体健康并没有什么影响,无须担心。

5.4.2　防止机体出血的保护机制——凝血与抗凝

凝血机制包括凝血和抗凝两个方面,两者间的动态平衡是正常机体维持体内血液流动状态和防止血液丢失的关键。机体的正常止凝血,主要依赖于完整的血管壁结构和功能、有效的血小板质量和数量、正常的血浆凝血因子活性。血液凝固简称凝血,是血液由流动状态变为凝胶状态的过程,它是止血功能的重要组成部分。凝血过程是一系列凝血因子被相继酶解激活的过程,最终生成凝血酶,形成纤维蛋白凝块。迄今为止,参与凝血的因子共有12个。其中用罗马数字编号的有12个(Ⅰ—Ⅷ,其中因子Ⅵ是因子Ⅴ的激活形式,所以因子Ⅵ的编号被废除了)。

人体受物理损伤后,血小板会受到损伤部位激活因素的刺激,出现血小板的聚集,成为血小板凝块,起到初级止血作用。接着血小板又经过复杂的变化产生凝血酶,使邻近血浆中的纤维蛋白原变为纤维蛋白,互相交织的纤维蛋白使血小板凝块与血细胞缠结成血凝块,即血栓。同时,血小板的突起伸入纤维蛋白网内,血小板微丝(肌动蛋白)和肌球蛋白的收缩使血凝块收缩,血栓变得更坚实,能更有效地起止血作用,这是二级止血作用。伴随着血栓的形成,血小板释放血栓烷A2,致密颗粒和α颗粒通过与表面相连管道系统释放ADP、5-羟色胺、血小板第4因子、β血栓球蛋白、凝血酶敏感蛋白、细胞生长因子、血液凝固因子Ⅴ、Ⅶ、Ⅻ和血管通透因子等多种活性物质,这些活性物质通过激活周围血小板,促进血管收缩,促纤维蛋白形成等多种方式加强止血而产生效果。

凝血机制主要包括内源性凝血和外源性凝血,内源凝血和外源凝血途径可以相互活化。内源性凝血途径是指参加的凝血因子全部来自血液。临床上常以活化部分凝血活酶时间（APTT）来反映体内内源性凝血途径的状况。外源性凝血途径是指参加的凝血因子并非全部存在于血液中，还有外来的凝血因子参与止血。临床上以凝血酶原时间测定来反映外源性凝血途径的状况。这一过程是从组织因子暴露于血液而启动，到因子X被激活的过程。我们熟悉的钙离子，在各个凝血途径中均不可或缺，大部分抗凝剂便以钙离子作为攻击目标来达到抗凝的效果。

5.4.3　导致瘀青的常见因素

①外周血中血小板减少：血小板减少是指外周血中血小板的数量低于正常范围，血液中血小板计数<100×10⁹/L。血小板减少程度较轻者，会有鼻出血、牙龈出血、口腔黏膜出血的症状；重者可表现为脏器出血，特别是致命的颅内出血。血小板减少常见于多种血液性疾病、风湿免疫病、放化疗损伤、药物相关性血小板减少和特发性血小板减少性紫癜。按照血小板减少的程度可分轻、中、重度。血小板的正常值是（125~350）×10⁹/L，一般在（70~80）×10⁹/L为轻度减低，低于50×10⁹/L为中度减低，低于20×10⁹/L为重度减低。

②凝血因子缺乏：血友病是一组因遗传性凝血因子缺乏引起的出血性疾病，根据缺乏的凝血因子的不同，可以分为缺乏凝血因子Ⅷ的血友病A和缺乏凝血因子Ⅸ的血友病B，

其中以血友病A较为常见(图5.4)。典型血友病患者常以阳性家族史、自幼发病、自发或轻度外伤后出血不止,血肿形成及关节出血为特征。我国血友病登记信息管理系统数据显示,国内血友病A病人占80%~85%,血友病B病人占15%~20%。

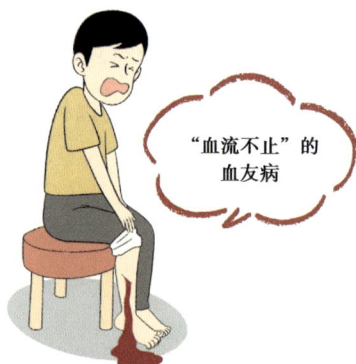

"血流不止"的
血友病

图5.4 血友病

③外周血中血小板功能障碍:如果是血小板过高,也有可能引起瘀青。通常情况下,发生血小板过高的时候,血小板可能会功能异常,就有可能发生皮肤黏膜的出血。这个时候有可能会出现瘀青,也有可能会发生鼻出血,或者是牙龈出血,有的时候还有可能会出现血尿,大便带血等症状。临床上引起血小板过高的疾病,最常见的是原发性血小板增多症,患者还有可能会出现脾大的情况。如果出血比较严重,还可能伴随有疲劳、乏力等贫血的表现,血栓栓塞是比较多见的,身体的多个部位都有可能会出现栓塞的症状,从而有可能会引发严重的病变。

④骨髓巨核细胞生成血小板障碍:再生障碍性贫血、急性白血病,或巨核细胞产板障碍,导致脾脏对血小板的阻留,从而引发骨髓释放血小板入外周血中血小板减少。

5.4.4　避免或减少瘀青的措施

了解了凝血机制以及可能导致瘀青的原因后,应该怎样避免或减少瘀青呢?

①冰敷:如发生碰撞立刻冰敷以减少碰撞处血流量使瘀血最小化,用毛巾包裹冰袋或将毛巾在冰凉水中浸泡片刻,冷敷20分钟左右,会使瘀青程度降低。

②抬高碰撞处:发生碰撞后,为减少患处血流量,可抬高碰撞处位置至心脏以上,如手臂可抬高至心脏位置,如腿部受伤,可坐下后将脚搭至在桌子上以减少血流量,避免瘀血加重。

③热敷:碰撞发生24小时后,热敷可促进血液循环,减少瘀血,每天可用毛巾浸温热水多敷患处几次,有利于消除瘀血。

如若是病理性瘀青,还是应及时就医,遵照医生指导合理用药或物理活动减少痛苦。健康是生命的基石,希望每个人都注意身体健康。

（陆军军医大学第二附属医院　吴盛旺）

5.5 月经过多/长痔疮为什么会贫血?

在日常生活中,最让女性头疼的事就是月经期出血及经期延长,不仅腹痛不已,还面色苍白、精神不佳,部分女性甚至因为出血过多进了医院。正常女性的月经周期一般是3~7天,出血量在30~80 mL。如果长时间出血不止,体内的血液就会流失过多,很容易出现贫血的现象。此外,长痔疮的人同样会因肛周黏膜损伤导致出血,由于痔疮难以治愈,反复发作,会导致长期出血。因长期出血导致的贫血,在医学上称为慢性失血性贫血。慢性失血会导致我们机体的营养物质大量丢失,导致红细胞生成原料不足。接下来要和大家分享的是一种月经期出血过多或长痔疮导致比较严重的并发症——缺铁性贫血。

5.5.1 缺铁性贫血

要了解缺铁性贫血,首先要知道什么是贫血,它会给我们的身体带来什么危险?人体内有种蛋白存在于红细胞中,它主要帮助身体运送氧气,称为血红蛋白。如果缺乏这种蛋白,我们就会出现头晕、面色苍白、极易疲乏、呼吸困难、缺氧等症状,再严重点还会危及生命(图5.5)。而我们的身体要制造血红蛋白就需要一种必备的微量元素——铁,缺铁就会导致血红蛋白不足,身体缺乏有效的运输氧气的工具,间接导致贫血的发生。

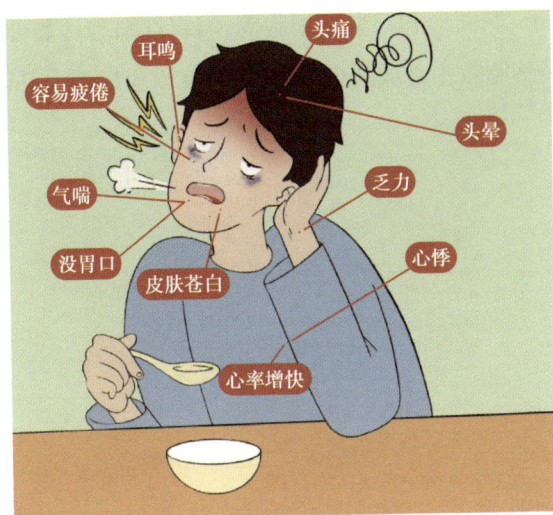

图5.5 贫血的症状

5.5.2 缺铁性贫血的诊断

首先,要了解血常规与贫血相关的几项指标是否减低,如女性血红蛋白(hemoglobin,Hb)< 110 g/L,男性 Hb < 120 g/L,平均红细胞体积(mean corpuscular volume,MCV)< 80 fL,平均红细胞血红蛋白含量(mean corpuscular hemoglobin,MCH)< 27 pg,平均红细胞血红蛋白浓度(mean corpuscular hemoglobin concentration,MCHC)< 0.32。为了排除其他血液疾病,还需要取末梢血和抽取骨髓进行涂片检查,缺铁性贫血血液涂片镜检(图5.6)表现为成熟红细胞大小不均,以小细胞为主,中心淡染区扩大;当身体严重缺乏血红蛋白时成熟红细胞胞质会变成很窄的一圈红色,呈环形;也可以见到少量异形红细胞,

如泪滴形、椭圆形和靶形红细胞等;网织红细胞计数可正常或稍多;白细胞数正常或减少;血小板数在出血病例中可增多。

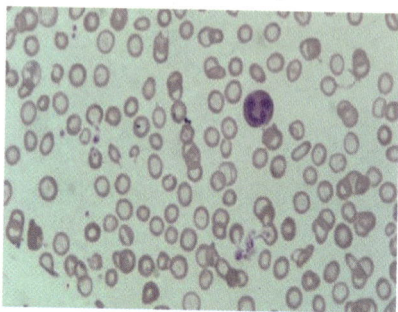

图5.6　缺铁性贫血血液涂片镜检

缺铁性贫血骨髓象(图5.7)表现为:骨髓中有核细胞增生活跃或明显活跃,粒红比例倒置。红细胞以中、晚幼红细胞为主,幼稚红细胞胞体偏小,胞核固缩深染,胞浆量少呈蓝色,血红蛋白形成不足,幼红细胞胞质发育迟于胞核,呈核老浆幼现象。粒系和巨核系细胞形态大多正常。

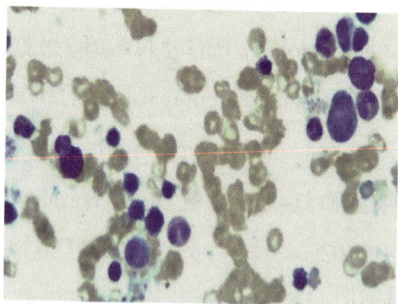

图5.7　缺铁性贫血骨髓象

骨髓铁染色可以作为缺铁性贫血的诊断依据,也可以用作贫血经过铁剂治疗后的疗效评估,是目前诊断缺铁的金标准。缺铁性贫血幼红细胞内铁小粒减少或消失,铁粒幼细胞 < 15%(图5.8),在骨髓小粒组织细胞中无深蓝色的铁蛋白及含铁血黄素颗粒,即细胞外铁消失(图5.9)。

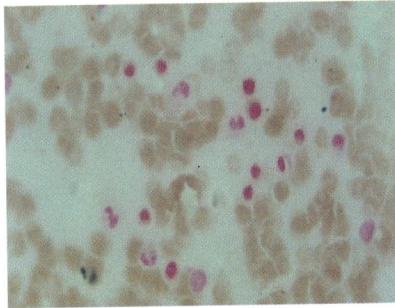

图5.8 骨髓铁染色细胞内铁

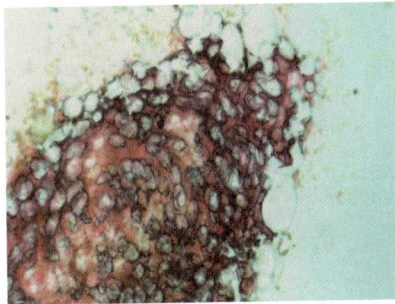

图5.9 骨髓铁染色细胞外铁

5.5.3 缺铁性贫血的治疗

一是要补铁补血治疗,可以食补补铁,口服补铁和静脉补铁,日常饮食中可以多吃一些含铁丰富的食物,如动物肝脏、瘦肉、红枣、豆类制品等。但食补补铁是有限的,而口服补铁更方便还容易被吸收,常用的铁剂有硫酸亚铁、多糖铁复合物、蛋白琥珀酸亚铁口服液等。对于存在严重消化道疾病和消化道反应的患者也可以选用静脉补铁。二是要寻找导致缺铁的原因,因为只有寻找并去除了缺铁的原因,同时将体内所缺的铁补至正常,才能够从根本上治愈缺铁性贫血。

(陆军军医大学第二附属医院　冉岑霞)

第六章

血液疾病的常见检验报告解读

6.1 血常规报告怎么看？

6.1.1 白细胞轻度减少

在日常生活中，我们可能经常听到"白细胞轻度减少"这一概念。顾名思义，白细胞轻度减少是指外周血白细胞绝对计数略低于正常范围。白细胞的正常计数为$(4\sim10)\times10^9/L$，当计数低于$4\times10^9/L$但高于$3\times10^9/L$时，即认为存在白细胞轻度减少。白细胞轻度减少是一种常见的血液疾病，是指外周血白细胞绝对计数持续过低的情况。虽然这种疾病不是很严重，但仍然需要引起人们的关注。

白细胞是一种免疫细胞，在我们的身体中扮演着重要的角色，可以帮助我们抵御感染和疾病。如果白细胞数量减少，就会导致免疫力下降，容易感染病毒和细菌，从而引发各种疾病。白细胞轻度减少的原因有很多，包括病毒感染、药物副作用、营养不良、免疫系统疾病等。在这些原因中,病毒感染是最常见的原因之一,如流感病毒、肝炎病毒等都会导致白细胞数量减少。此外,某些药物也会导致白细胞减少,如某些抗生素、化疗药物等。白细胞轻度减少的症状通常比较轻微,很多人甚至没有明显的症状。一些常见的症状包括疲乏、无力、头晕、失眠多梦等。这些症状很容易被忽略,因此很多人都是在体检时才发现自己患有白细胞轻度减少。

对于白细胞轻度减少的治疗,主要是针对病因进行治疗。如果是因为病毒感染引起的,需要积极治疗病毒感染;如果是因为药物副作用引起的,需要停止使用该药物;如果是因为免疫系统疾病引起的,需要治疗免疫系统疾病。此外,还可以采取一些措施来提高白细胞数量,如多吃富含营养的食物、加强锻炼等。

预防白细胞轻度减少的措施包括加强锻炼、保持充足的睡眠、保持营养均衡的饮食、避免过度疲劳等。此外,对于一些高危人群,如患有免疫系统疾病的人群,需要定期体检,及时发现和治疗白细胞轻度减少。

总之,白细胞轻度减少是血液系统常见的问题之一,它可能由多种原因引起,包括病毒感染、药物副作用、免疫系统疾病等。虽然白细胞轻度减少本身并不严重,但在出现持续性白细胞减少并伴有其他症状时,可能提示更严重的血液系统疾病,如白血病、再生障碍性贫血、骨髓增生异常综合征等。因此,了解白细胞轻度减少的症状、原因和治疗措施,可以帮助我们更好地预防和治疗这种疾病。如果有疑虑或症状,建议及时就医。

6.1.2　白细胞明显减少

血液中白细胞低于3×10^9/L,就是白细胞明显减少了。白细胞明显减少往往提示机体正在遭受伤害,需尽快查出病因,对症下药。导致白细胞明显减少一般有两个原因。

一是消耗增多。细菌和病毒感染导致的感染性疾病,如伤寒和流感等。细菌和病毒入侵体内,使机体发生炎症反应,大量的白细胞作为免疫细胞对抗细菌和病毒感染的攻击,最终吞噬病原菌并死亡,导致白细胞减少。还有自身免疫性疾病,如系统性红斑狼疮,由于免疫细胞出现故障,将自身细胞当作入侵敌人一并杀死。

二是生成减少。各种原因导致的骨髓造血功能被抑制,如:

①再生障碍性贫血,辐射、病毒、有毒物质等因素,造成的骨髓造血功能衰竭。

②药物中毒,因为生病长期使用某些药物,这些药物的代谢产物可以直接损伤骨髓微环境或髓系祖细胞,导致白细胞减少。

③骨髓中由于大量的肿瘤细胞生长,引起正常造血细胞增殖受到抑制,有些患者外周血白细胞计数也会减少。

所以,血常规报告中白细胞数值明显减少是一个危险的信号,它说明我们机体的白细胞收到了重大打击,有可能发生骨髓生长不良导致的粒细胞缺乏或急性再生障碍性贫血,或者是急性白血病,不管是良性的还是恶性的,都需要立刻治疗。

6.1.3　中性粒细胞比例升高

对每个患者的血常规报告,医生最先关注的一般都是中性粒细胞这项指标。

白细胞在血液内的正常值通常是$(4\sim10)\times10^9/L$,中性粒细胞占比通常是50%~70%。由于它在体内的主要作用是对抗外来入侵的坏东西,因此当它的水平值变高,大多数情况代表着有外来入侵者,而白细胞正在奋勇杀敌。但并不是所有情况下中性粒细胞比例升高都表示你的体内正在经历着免疫战争。有些正常情况下,比如剧烈运动、饱餐一顿或者是长时间在温度很高或者很冷的地方也会让它的水平值变高,这种情况我们称为生理性升高。此外,新生儿、婴儿和妊娠末期的时候也都会出现这样的现象。

但更多时候中性粒细胞比例升高会代表着你的身体出现急性细菌感染、严重的组织损伤、急性大出血、中毒和恶性肿瘤等情况。如果你发现检验报告单里的白细胞明显升高达到甚至高于$50\times10^9/L$,需要特别警惕,可能需要考虑是否会有类白血病反应,但同时也需要排除慢性中性粒细胞白血病等髓系肿瘤,需进一步做相关检查来诊断。

6.1.4　淋巴细胞增高

外周血常规报告中的白细胞主要可以分为粒细胞、单核细胞、淋巴细胞三大类。其中,淋巴细胞体积最小,但却是负责体内免疫应答功能的重要细胞。

血常规报告中淋巴细胞的比例一般为20%~40%,绝对值为$(1.1~3.2)×10^9$/L,当淋巴细胞数量出现异常时,可能提示体内有病理或生理变化。

淋巴细胞比例偏高,通常提示机体可能有感染且病毒感染的可能性较大,如传染性单核细胞增多症、流行性腮腺炎、水痘、病毒性肝炎、风疹、巨细胞病毒感染、流感等;有的细菌性感染的疾病也会导致淋巴细胞比例的增高,如百日咳、结核病、伤寒、副伤寒等。此外,有的生理因素、药物因素、自身免疫因素等也会导致淋巴细胞的增高。

淋巴细胞比例明显增高,可分为两种情况:一是淋巴细胞比例相对增高,是血液中其他类型的细胞比例下降导致的淋巴细胞比例增高,如再生障碍性贫血时外周血中粒细胞和单核细胞系比例下降,粒细胞缺乏症时粒细胞比例下降等,都可以导致淋巴细胞比例的相对增高。二是淋巴细胞比例绝对增高,这种情况通常伴淋巴细胞绝对值增高,这种情况也有良性恶性之分。良性的可能有病毒感染引起的传染性单核细胞增多症等,恶性的常见于急性或慢性淋巴细胞白血病、白血病性淋巴瘤等。

血常规中淋巴细胞增多,与很多疾病有关系,一般都需要人工镜检再分析和确认,这对疾病的预判或下一步检查有积极的指导意义。

6.1.5　幼稚细胞比例增高和无法分类细胞比例增高

血常规中白细胞分类通常包括中性粒细胞、嗜酸性粒细胞、嗜碱性粒细胞、单核细胞和淋巴细胞,不应该出现幼稚细胞和无法分类的细胞。

血常规分类计数细胞主要是依靠细胞的大小、颗粒度和密度,用光电感应的方法来判断细胞的多少和种类的。血常规分类计数准确度很高,常见的正常血常规细胞分类也比较准确。对于异常细胞的分类,从医学检验角度,它是一个初级分类,精度不高,只是对异常的血细胞现象发出警告,引起医生的重视。如果报告单上出现幼稚细胞,我们该怎么去认识和解读呢?

血常规上面的幼稚细胞可能是幼稚阶段的各类细胞,如粒细胞、红细胞、单核细胞或淋巴细胞,在有些情况下,也有可能把原始细胞或异常淋巴细胞划到了幼稚细胞里面。

正常情况下,幼稚细胞一般只存在骨髓中。血常规中幼稚细胞比例增高的原因主要有三个方面。

①释放增加。当机体有严重感染时,外周血中成熟的中性粒细胞都会被吸引到炎症部位消灭侵入机体的细菌。同时,骨髓当中部分未成熟的粒细胞作为后备军也会被释放出来,补充外周血中成熟的粒细胞;同样的原理也可见于发生大量失血或溶血时,血常规会发现幼稚细胞的情况。

②髓外造血。以骨髓纤维化为例,增生的纤维组织取代正常造血组织,肝脾等髓外器官开始造血,产生的未成熟的幼

稚细胞进入外周血。

③骨髓恶性增殖。由于病毒感染、长期接触化学品、放射线等原因,可导致造血干细胞出现克隆性异常,白血病细胞在骨髓内大量增殖,并且释放到外周血中,出现血常规检查有原幼细胞的情况,常见于血液系统恶性疾病。

当外周血发现幼稚细胞和无法分类细胞的比例增高时应该引起重视,常是恶性疾病的预警信号,需要及时完善骨髓穿刺等各项检查来进一步明确诊断。

6.1.6 红细胞和血红蛋白增高

血常规是我们到医院看病时最常见的检查项目之一,可以帮助我们了解血细胞指数是否正常,如白细胞、红细胞等各类血细胞指数,对诊断疾病有辅助作用。

那要怎样来解读呢?我们以红细胞计数和血红蛋白(Hb)增高为例,红细胞计数参考值为$(3.5\sim5.5)\times10^{12}$/L,血红蛋白参考值为110~160 g/L。当结果不在正常范围内,后面有一个向上的箭头提示结果增高。

红细胞和血红蛋白增高的原因多种多样,有的可由生理因素引起,也可能是病理因素引起。

生理因素引起的,一般不需要到医院治疗,调整身体状态,改善生活环境或作息规律就能慢慢下降,比如高原生活人群和吸烟者。有些是一般性的红细胞增多,比如胎儿和新生儿可能血红蛋白偏高;情绪激动、多尿、多汗,剧烈运动等引起水分丢失过多,可导致暂时性的血液浓缩,造成红细胞和血红蛋白偏高一点,通常不需要特殊处理,建议多喝水,多参加户外运动,复查血常规。

病理因素引起的有两类:一是继发性红细胞增多症;一是原发性红细胞增多症,也叫真性红细胞增多症。

继发性红细胞增多,常见于肾脏疾病和慢性阻塞性肺疾病。肾脏疾病由于促红细胞生成素来自肾脏细胞,当患有肾脏疾病时,促红细胞生成素分泌增多,骨髓加速合成红细胞,使红细胞计数及血红蛋白增高。慢性阻塞性肺疾病会导致身体组织和器官供养不足,机体为了提升氧气供应会代偿增加红细胞合成,从而使红细胞和血红蛋白增高。

真性红细胞增多症是一类慢性的骨髓增殖性肿瘤,体内的JAK2基因突变导致的红细胞异常增多,需要到医院去看血液病专科医生,做基因和骨髓病理检查,并接受相应的治疗。发病原因不清,可能与接触电离辐射及病毒感染有关,常见耳鸣、头晕、头痛、身体无力等症状。

总之,红细胞及血红蛋白一过性升高的临床意义不大,不需特殊处理。一旦发现红细胞及血红蛋白持续增高,尤其是伴有腹部不适、黑便、疲乏、易累、呼吸不畅、尿量减少、尿色改变、浮肿等症状的患者应立即就诊,查明病因。

6.1.7　红细胞和血红蛋白减少

红细胞和血红蛋白减少常导致贫血,症状如图6.1所示。

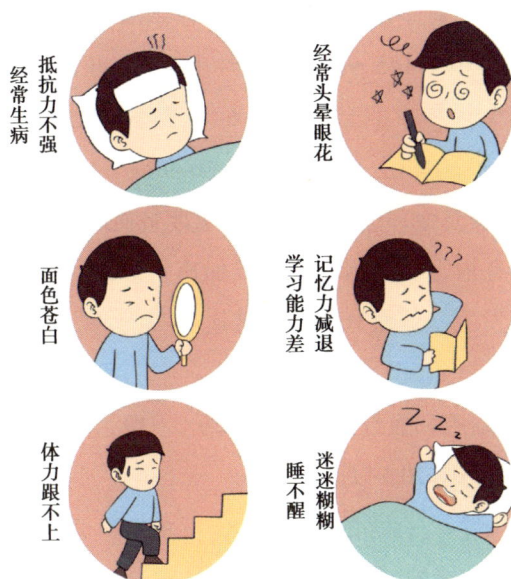

图6.1　贫血的症状

　　贫血并非一种独立的疾病,当血液中的"运输兵"——红细胞——无法及时携带氧气供给心脑等组织时,就会导致组织出现缺氧症状。

　　一般情况下,外周血红细胞容量减少,一份血常规报告中,发现红细胞计数(RBC)或血红蛋白(Hb)或红细胞比容(HCT)减少,即低于相应年龄组、性别组和地域组人群的参考范围下限时,支持有贫血性疾病的存在。

　　贫血一般以血红蛋白浓度作为指标,成人的诊断标准为:男性小于120 g/L,女性(非妊娠)小于110 g/L,孕妇小于100 g/L。久居高海拔地区的居民其Hb要高于低海拔居民,儿童的贫血

标准跟成人也有不同。儿童贫血具体诊断标准参考:新生儿
(1月内)Hb小于145 g/L,1~4个月小于90 g/L,4~6个月小于
100 g/L,6个月~6岁小于110 g/L,6~14岁小于120 g/L。

Hb在90 g/L以上是轻度贫血,60~90 g/L是中度贫血,30~
60 g/L是重度贫血,30 g/L以下是极重度贫血。

任何有损害红细胞的产生或加速它破坏的情况,都会导
致贫血的发生。贫血分生理性贫血、病理性贫血和药物引起
的贫血。

(1)红细胞和血红蛋白轻度减低,一般为生理性贫血(低
于正常参考范围20%以内)。

①生长发育过快,供给氧气运输兵的造血原料相对不足。

②造血功能的减退,氧气运输兵的生产基地供应不给力。

③血浆容量的扩张(血液稀释后,将我们血常规报告中的
RBC和Hb数值降低),如妊娠中晚期血浆量明显增多。

④低蛋白性血症,全身性水肿,长期饮酒等都会影响氧气
运输兵在血液中的含量。

(2)红细胞和血红蛋白明显减低,多为病理性贫血(超过
正常参考范围20%)。

①红细胞生成减少:骨髓造血生产的功能衰竭(如再生障
碍性贫血、白血病、骨髓异常增生综合征等疾病),造血物质的
缺乏或者利用障碍(如常见的缺铁性贫血、铁粒幼细胞性贫
血、巨幼细胞性贫血)。

②红细胞破坏增多:红细胞内在缺陷,红细胞胞内酶(生
物活性物质辅助运输兵的氧气运输功能)缺陷,红细胞外在异

常如机械性损伤,各类疾病如脾功能亢进、感染等。

③红细胞丢失增加(失血):如急慢性失血。

(3)药物引起的贫血。

①服用抑制骨髓的药物,如阿司匹林、链霉素、洋地黄等。

②引起维生素 B_{12}、叶酸吸收障碍药物,如口服避孕药、雌激素、降糖灵、异烟肼等。

③引起铁吸收障碍药物,如皮质类固醇等。

④诱发溶血的药物,如头孢类、抗过敏药、水杨酸类,过量维生素 A、维生素 K 等。

当发现红细胞及血红蛋白减低时,临床确定有无贫血症状,还需要综合分析临床症状、体征及实验室的血常规,红细胞形态学检查,网织红细胞(运输兵的青幼年)计数、骨髓细胞形态学及病理组织学检查,结合病因检查以明确贫血的病因或者原发病的存在。

6.1.8 血小板计数减少

血小板是参与止血的重要细胞,其正常值为 $(100\sim300)\times10^9$/L,成人和儿童的参考区间都是一样的。

血小板轻度减低:当血小板计数在 $(70\sim80)\times10^9$/L 时,为血小板轻度减低,一般身体无特殊情况。有时身体也可能出现牙龈、口腔黏膜、鼻腔在稍微外力或无诱因的情况下出血;或身体碰撞后容易出现瘀青,消退的时间也较久;或者身体出现小的开放性伤口后,出血凝止的时间变长,这就要引起重视了。这些症状可能是疾病初期引发的血小板减少，像药物、系统性红斑狼疮、再生障碍性贫血等都可以引起血小板减少。这需要咨询医生或做进一步检查。

血小板明显减低：当血小板计数小于$70×10^9$/L时，为血小板明显减低，需要咨询医生并做进一步检查。血小板明显减低可能会出现以下临床表现：皮肤出现大面积的瘀斑、血尿、呕血、黑便；也可能出现更严重的症状，如血管破裂导致器官出血甚至危及生命。血小板明显减低一般出现在急性白血病、放化疗后、再生障碍性贫血等。这时应该及时就医，做血小板有关的检查，如凝血功能、束臂试验、骨髓穿刺和骨髓活检等。患者应谨遵医嘱，卧床休息，避免意外受伤。

6.1.9 血小板计数增高

要知道自己的血小板是不是增高了，当然需要一个比较的对象，这个对象就是"参考值"。参考值是科学家们通过研究了很多正常人后，再经过统计学计算得来的，前面提到了血小板的参考值是$(100\sim300)×10^9$/L，当血小板数量超过$300×10^9$/L时，就是血小板增高。

血小板计数增高并不一定意味着患有疾病。在轻度增高时，可能只是一种暂时性的反应，如高海拔、缺水、贫血、女性月经过多和怀孕等情况下，身体会为了应对某种压力或刺激使血小板轻度增高。然而，如果血小板计数持续明显增高，就要考虑一些病理因素，如感染、炎症、手术等均可以导致血小板计数的明显增高,甚至还应该考虑到可能是某些血液系统恶性肿瘤,如慢性粒细胞白血病、原发性血小板增多症等疾病。此时应该尽快寻求医疗帮助,向专业医生咨询并做进一步的相关检查。

(陆军军医大学第二附属医院　杨武晨,

北京大学第一医院　王建中)

6.2　骨髓细胞形态学检查报告怎么看?

6.2.1　为什么要做骨髓穿刺?

骨髓是人体最主要的造血、免疫和防御的器官,通过骨髓穿刺可以抽取适量的骨髓组织,在临床细胞学的分析下可以清楚骨髓细胞生成情况、形态、成分以及是否存在异常,从而明确血液病的类型(图6.2)。

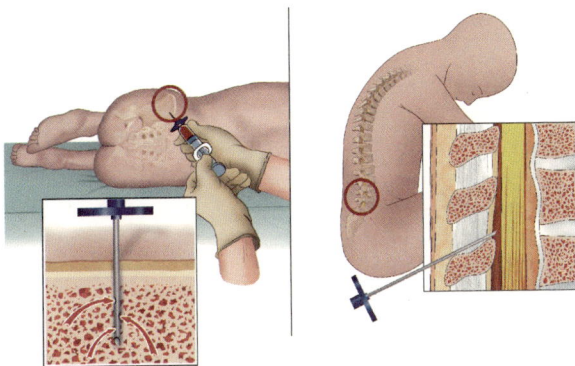

图6.2　骨髓穿刺

6.2.2 看懂骨髓形态学检查报告

众所周知,所有生物都是由细胞组成的,同一个细胞,处于不同的发育阶段时,其形态都不一样。骨髓细胞学检查就是将骨髓液吸出涂成薄片进行染色后,在显微镜下进行骨髓细胞的分类和形态的观察,是诊断血液病最直观、最重要的检查。大家一定对骨髓形态学报告中的"神秘字符"很感兴趣,下面就为大家介绍如何看报告(图6.3)。

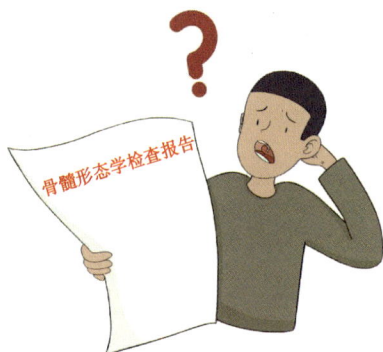

图6.3 如何看骨髓形态学检查报告

在拿到报告后,一定要核对自己的基本信息,确认信息无误后,再看诊断意见了,这是患者和家属最关心的部分(图6.4)。

如果看到"增生性骨髓象"或者"骨髓增生活跃,随观"这样的话,就不要太担心了,代表着骨髓细胞形态及分类数量都是正常的。另外,报告会对骨髓象进行各项描述,正常骨髓象增生程度一般显示增生活跃;增生明显活跃可见于白血病、增生性贫血;增生极度活跃见于白血病,尤其是慢性粒细胞白血病。如果骨髓增生减低,同时出现"油滴"字样,有可能抽取骨髓液部位正好局部造血功能不好,这时需要换部位多次穿刺,如果第二次结果依然是增生减低,则需要结合临床考虑再生障碍性贫血、骨髓纤维化等疾病。

骨髓细胞检查报告　　病理号:xxxx

姓名:　　性别:　　年龄:　　科别:　　床号:　　ID号:
住院号:　　送检医生:　　取材部位:髂后

细胞名称		（%）	髓片 平均值	标准差
粒细胞系统	原始血细胞		0.08	±0.01
	原始粒细胞	0.50	0.64	±0.33
	早幼粒细胞	0.50	1.57	±0.60
	中性 中幼	13.00	6.49	±2.04
	中性 晚幼	5.50	7.90	±1.97
	中性 杆状核	14.50	23.72	±3.50
	中性 分叶核	8.00	9.44	±2.92
	嗜酸 中幼		0.38	±0.23
	嗜酸 晚幼	0.50	0.49	±0.32
	嗜酸 杆状核	1.00	1.25	±0.61
	嗜酸 分叶核	0.50	0.86	±0.61
	嗜碱 中幼		0.02	±0.05
	嗜碱 晚幼		0.06	±0.07
	嗜碱 杆状核		0.06	±0.09
	嗜碱 分叶核		0.03	±0.05
红细胞系统	原始红细胞		0.57	±0.30
	早幼红细胞	0.50	0.92	±0.41
	中幼红细胞	7.50	7.41	±1.91
	晚幼红细胞	22.50	10.75	±2.36
	巨原红细胞			
淋巴细胞	原始淋巴细胞		0.05	±0.09
	幼稚淋巴细胞		0.47	±0.84
	成熟淋巴细胞	22.50	22.78	±7.04
	异型淋巴细胞			
单核	原始单核细胞		0.01	±0.04
	幼稚单核细胞		0.14	±0.19
	成熟单核细胞	1.50	3.00	±0.88
浆细胞	原始浆细胞		0.004	±0.02
	幼稚浆细胞		0.104	±0.16
	成熟浆细胞	1.50	0.71	±0.42
巨核细胞	原始巨核细胞		0～3	
	幼稚巨核细胞			
	颗粒型巨核细胞	18	10～30	
	产板型巨核细胞	6	40～70	
	裸核型巨核细胞	1	0～30	
化学染色				

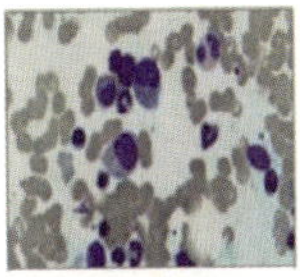

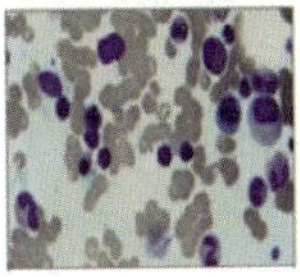

送检日期:　　报告日期:　　阅片人:　　报告人:　　审核:

首先核对病人基本信息，切勿"张冠李戴"

分析：粒:红比例=1.44:1.0
骨髓像：
1.取材、涂片、染色良好。
2.骨髓增生明显活跃，其中粒系占44.00%，红系占30.50%，粒:红=1.44。
3.粒系增生活跃，各阶段可见，形态大致正常。
4.红系增生活跃，以中晚幼红细胞增生为主，形态未见异常。
5.淋巴细胞占22.5%，形态正常。
6.全片巨核细胞123个，分类25个，其中见到产板巨核细胞6个，血小板可见。

对造血细胞各系统分类及形态描述

意见：
增生性骨髓象。

重要部分：诊断意见；对于患者和家属而言是最重要的信息！

图6.4　骨髓细胞检查报告示例

骨髓中各类细胞数量都有一定范围,原始细胞数量明显增多,多见于各种急性白血病,世界卫生组织将不同类型的原始细胞分为不同类型的白血病,比如急性髓系白血病、急性淋巴细胞白血病、急性早幼粒细胞白血病等,治疗方案也有所不同。有些骨髓中,不同类型细胞增多可能代表着不同的临床疾病。除了关注骨髓细胞数量,骨髓细胞的形态也是阅片工作很重要的部分,造血细胞形态发生了改变,也代表着血液病的发生。骨髓就好比一个工厂,造血干细胞这个"原材料"发生了问题,生产出的产品(血细胞)都是"残次品",发挥不出功能,人们就会出现骨髓增生异常综合征或者骨髓增殖性肿瘤等相应疾病。

进行血液病治疗的患者会进行多次骨髓细胞学检查,检查报告每次也会与上次骨髓细胞学检查结果进行比较,从而会出现完全缓解(CR)、未缓解(NR)或者部分缓解(PR)等字样。这对患者疗效判断有很重要的指导意义。

骨髓细胞形态学报告较为复杂,需要专业工作人员具体解读。通过骨髓细胞检查能够对骨髓象做出大致判断,能够对大部分血液系统疾病做出明确诊断,是基础且有意义的检查项目。

(陆军军医大学第二附属医院　陶廷露,彭贤贵)

6.3　骨髓病理报告怎么看？

要说到骨髓活检报告，就不得不提骨髓活检穿刺，面对骨髓穿刺的患者，最常见的问题是为什么要进行两次骨髓穿刺？骨髓活检也是检查骨髓，到底有没有必要？骨髓活检检查的是什么？

6.3.1　骨髓活检的取材

骨髓活检的取材方法全称为环形针钻取骨髓活组织，就是通过一个中空（0.2~0.3 cm）的长针，旋转钻出 1~1.5 cm 骨髓组织。组织取材基本要求是不可太短，若组织太短，则可能造成可观察的骨髓组织区域太小，导致诊断不够客观准确，甚至漏诊。因此，临床要求至少保证长度 1~1.5 cm，可观察的有效骨小梁间区至少 10 个。成年人骨髓取材部位可选择髂后上棘、髂前上棘及胸骨，活检取材则不可取胸骨。髂前上棘由于骨面陡峭，不易固定活检针，取材难度较大（图6.5、图6.6）。

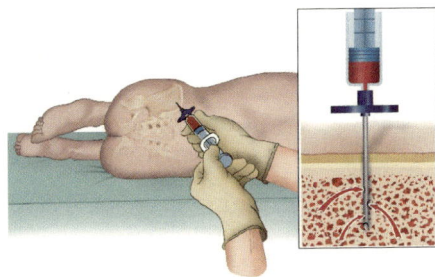

图6.5　骨髓活检穿刺

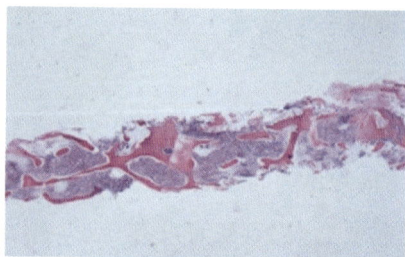

图6.6 低倍镜活检组织图(×40)

6.3.2 骨髓活检的必要性

骨髓活检和骨髓穿刺,看似取材部位相同,取材手法相似,实则差别很大。前者取的是较完整的组织,而后者则是通过穿刺针抽取骨髓液来进行检查,只有活检才能全面客观地评估组织生长情况、骨髓结构及有无异常分布情况。尤其是再生障碍性贫血(需要客观评估骨髓增生情况、有无假性减低、局灶性分布)、淋巴瘤(尤其恶性程度高的淋巴瘤)、转移癌、骨髓增殖性疾病等病,骨髓活检有其特征性改变,在诊断上有无可替代的作用。因此,骨髓活检在疾病诊断中是必不可少的。

6.3.3 骨髓活检报告内容

骨髓活检报告内容包括基本信息、显微镜下采集的组织图片、镜下观察的文字描述、诊断意见及报告日期、报告人、审核人的内容。

基本信息。当患者拿到报告，需要核对基本信息，以确保本人无误。

显微镜采集图片。选取较经典的显微镜下采集图，供医生参考。

镜下观察的文字描述。这是报告最重要的部分之一，是对骨髓组织进行的详细描述，通常患者可以通过文字描述全面地了解骨髓的形态，包括骨髓的增生情况，造血细胞及非造血细胞的生长发育情况，是否有各类型的肿瘤细胞出现，是否有不好的组织替代造血组织，如纤维组织、胶原组织的过度增殖，预示着骨髓被取代，有走向衰竭的可能。

增生程度是骨髓活检特有的检查项，可以客观地通过原位组织看到骨髓造血组织及脂肪组织增生情况，由此初步推断再生障碍性贫血（极度低下）、骨髓增殖性疾病（极度活跃）等可能。从低到高分为五个度：极度低下（几乎无造血细胞）、较低下（低于正常水平）、增生正常、较活跃（比正常旺盛）以及极度活跃（造血细胞几乎塞满骨髓组织，无或少见脂肪组织）。值得注意的是，人的骨髓会随着年龄由红髓（造血组织）转变为黄髓（脂肪组织），因此正常人的增生程度会随年龄降低。不过这些问题在看到报告时，检查人员已经通过年龄矫正，给出了符合患者年龄的报告。

报告上另一个最关键的点是诊断意见。这里可以直观地看到本次检查的结论，骨髓没有异常，则报骨髓增生性活组织像；若出现白血病、转移癌、淋巴瘤等，则提示疾病及考虑的亚型；若骨髓增生正常，可能有良性疾病的存在，例如红系增多的贫血,反应性血小板增多,则会在结论中直接描述。

骨髓活检报告还会对各种细胞进行描述。包括:

①三系造血细胞:骨髓是造血细胞的养育场地,包括粒系、红系及巨核系,它们的各生长阶段如同婴儿期、幼年期、成年期及老年期,各阶段细胞都有,才能形成正常稳定的"社会",若婴儿期的细胞过度增生,即原始细胞为主,提示急性白血病;若老年期为主,即后期细胞显著增多,则提示骨髓增殖性疾病。

②非造血细胞:包括浆细胞、淋巴细胞及外来细胞,少量浆细胞、淋巴细胞存在于骨髓中,以成熟阶段为主,它们的主要职责是保护骨髓的健康,但若出现了数量增多、幼稚阶段的细胞出现,则提示恶性疾病的可能,需要及时治疗。另外,转移癌也是在这一栏描述,可见异型细胞特殊的排列方式。

通过特殊染色,我们还可以看到骨髓里的其他组织,包括纤维组织、胶原组织等,适量的纤维组织可支撑骨小梁间隙,保障造血细胞的生存空间,但病理状态下,纤维组织大量增多,甚至出现胶原纤维,我们的造血组织就会被严重取代,造血场所都没了,骨髓就衰竭了。

最后,免疫组织化学染色是骨髓活检组织病理诊断的重要手段,当骨髓组织发生病变的时候,为了弄清楚病变的细胞类别,做到病理的精准诊断,就会添加免疫组织化学染色。病理技师会把各种免疫组织化学染色的抗体分别添加到病理切片上,观察它们的阴性或阳性反应,以此来判断疾病的良恶性,如B细胞淋巴瘤骨髓侵犯免疫组织化学染色就会呈现出抗体CD20阳性、CD10阳性、Kappa轻链阳性等,这样骨髓组织形态学的异常改变加上免疫组织化学染色结果的支持,就构成了完整的骨髓病理诊断。

6.3.4 二次骨髓穿刺的原因

是否需要二次骨髓穿刺,要根据实际情况进行综合判断。如果检查结果正常,一般不需要二次。如果检查结果出现异常情况,就需要二次。

通过骨髓穿刺可以明确白细胞、红细胞、血小板的数值,能够判断是否存在血液疾病。如果检查结果一切正常,身体并没有出现任何不适症状,不需要再进行二次检查。

当第一次检查结果出现异常情况时,第二次检查时需要采取少量骨髓液进行检验,根据检查结果进行综合判断。

(陆军军医大学第二附属医院 李佳,彭贤贵)

6.4 染色体报告怎么看?

6.4.1 骨髓染色体报告

骨髓染色体报告在血液系统疾病诊断中是非常重要的,它可以帮助医生对疾病进行诊断、预后分层、疗效评估。

一份完整的骨髓染色体报告包括患者的基本信息,染色体核型图，染色体核型描述以及结果解读等几个部分。我们在拿到报告后，首先要需要核对基本信息，以确保本人无误。

6.4.2　染色体核型图

染色体核型图示例如图6.7所示。

原始图像：

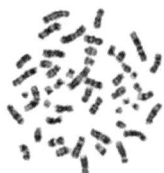

核型分析图像：

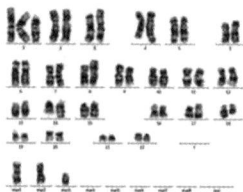

核型分析结果　核型: 50,XX,+1,add(1)(pll), adld(3)(p22),add(4)(q31),add(8)(p11.2),t(14;18)(q32;q21),+marl,+mar2,+mar3, inc[cp2]/46,XX[17]

结果解释　染色体检查20个细胞，在2个细胞中发现一个不完全复合核型，其中存在 14、18号染色体易位，1号染色体数目异常和1、3、4、8号染色体结构异常，且增加3条标记染色体。有17个细胞正常，有1个细胞存在18和21号染色体结构异常。该分析结果表明样本中有与肿瘤相关的获得性克隆性染色体异常，14、18号染色体易位常见于滤泡性淋巴瘤。建议结合其他检查结果以协助诊断。

图6.7　染色体核型分析示意图

由黑白相间的配对的染色体排列而成的就是染色体核型图，正常情况下，人体有46条染色体（23对染色体），包括22对常染色体和一对性染色体（与性别相关）。如女性正常染色体为"46，XX"；男性正常染色体为"46，XY"。染色体异常的核型有很多种，不同的染色体核型图有不同的意义，从图6.8中，我们可以通过配对方法明显可以看到有些染色体并不一样。

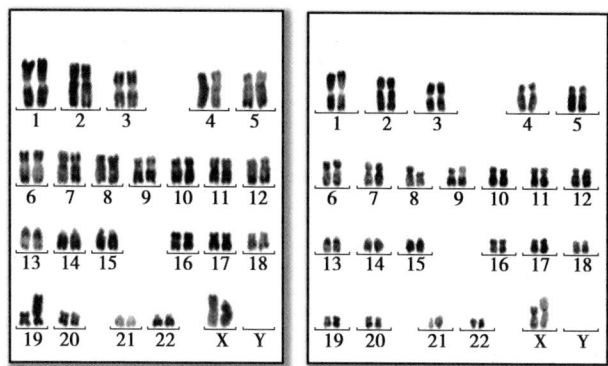

图6.8　不一样的染色体

6.4.3　染色体核型的描述

　　染色体核型描述由几个部分组成,如图6.9所示。图中"46,XX,t(9;22)(q34;q11)[20]"就是核型描述。其中,"46"代表染色体数目,正常情况下都是46条,如果当报告显示数目不是46条,就是染色体数目异常,往往与疾病的预后相关,再用"逗号"(,)隔开后面跟着就是性染色体,正常男性是XY,正常女性是XX,其后用逗号隔开的就是染色体异常结构,用于描述染色体具体发生了何种异常,"t(9;22)(q34;q11)"表示9号染色体和22号染色体发生易位,分别把自己一部分给了对方,导致9号染色体变长了,22号染色体变短了,最后"[20]"意思是分析了20个分裂相。

　　这些专业术语对于患者来说太过专业了,大家简单了解就好。

染色体核型分析报告单

姓名：	性别：	年龄：	样本编号：
科别/床号：	ID号：	申请医生：	显带方法：
样本类型：	培养时间：	检测方法：	标本状态：
分析细胞数：	分辨率：	临床诊断：	

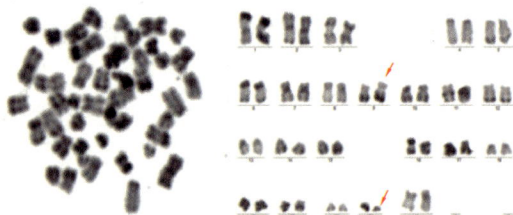

核型：46,XX, t(9;22) (q34;q11)[20]

结果：镜下分析20个中期分裂相，均存在一条9号和一条22号染色体长臂相互易位，为获得性遗传学变异，t(9;22)可见于CML。根据2016版WHO分型，CML诊断均形成BCR-ABL融合基因，预后良好。也可见于的AML和ALL，预后较差。

样本采集时间：	样本接收时间：	报告时间：
检查者：	审核者：	

备注：

1.本检测为染色体400~500条带R显带水平分析，不能排除染色体微缺失、微重复等小结构异常及基因突变。

2.本检测结果仅供临床参考，不能作为诊断唯一依据，请结合临床表现、细胞学和分子遗传学等辅助检查。

3.此结果仅对送检样本负责。

图6.9 染色体核型描述

6.4.4　解读染色体核型结果

染色体报告结果解读是对上面的核型描述的详细解释，首先我们会将核型里面的数字符号转换成文字，解释核型里面到底发生了什么改变，这种改变常见于什么疾病，预后怎么样，这些信息都会在报告解读这一栏给大家提到，所以大家在拿到这份报告好好阅读一下结果解释的部分，它会给你提供疾病的相关信息，如核型分析结果"46,XX或XY,t(8;21)(q22;q22)"，结果解读：镜下分析20个中期分裂相细胞，均存在一条8号和一条21号染色体长臂相互易位，为获得性细胞遗传学变异。t(8;21)(q22;q22)常见于AML-M2中，M1和M4偶见，预后良好。结果解读往往能为患者和医生提供临床价值，所以是染色体报告中非常重要的一部分。

（陆军军医大学第二附属医院　陈思宇）

6.5　融合基因检测结果怎么看？

6.5.1　融合基因

融合基因是一种特殊类型的基因突变，是由某种不可抗拒的原因使得原来没有在一块儿的基因挨在了一起，而且不再分开，挨在一起的两个基因就组成了一个融合基因。融合基因拥有强大的力量，比其他基因突变的威力更大，可以让细胞大变样。在健康人中一般检测不到融合基因,而在白血病患者中,有约一半的患者可以检测到融合基因。例如,慢性粒细胞白血病(CML)患者都会有一个融合基因叫BCR-ABL,正常情况下BCR基因在22号染色体上,ABL基因在9号染色体上,两个基因两不相干。但是在某种情况下,两条染色体折断重接时,22号染色体的残体接到了9号染色体的残体上,这样BCR就形成了BCR-ABL融合基因。BCR-ABL融合基因威力无比,可以使中性粒细胞不断地异常增殖,从而扰乱细胞内正常的信号传导途径,使细胞失去了对周围环境的反应性,继而导致白血病的发展。

6.5.2 检查融合基因的原因

不同的融合基因可以导致不同种类的白血病,让人体产生不同的症状表现,可谓部分白血病的罪魁祸首。不同白血病的病因不一样,对于某些"罪犯"(融合基因),也有专门的"警察"(靶向药物)进行治理。所以要查出罪魁祸首,才能选择相应的方法将其消灭。"罪犯"往往很狡猾,在治理它们的时候还要边治理边搜寻,看到底还有没有"余孽"存在,毕竟随时可能死灰复燃。治疗过程中,主要是定量检测,检测融合基因在体内的含量,治疗效果好的话,检测值逐渐降低;治疗结束后,检测基因有没有再次升高,一般是融合基因升高先于白血病复发。

6.5.3　看懂融合基因报告

表6.1是某患者初诊时融合基因筛查报告,左边一栏是检测的融合基因列表,右边是检测结果。

表6.1　融合基因筛查报告

融合基因	检测结果
BCR-ABL	阳性
PML-RARα	阴性
AML1-ETO	阴性
CBFβ-MYH11	阴性
F1P1L1-PDGFRα	阴性
MLL-AF4	阴性
MLL-AF9	阴性
JAK2 V617F	阴性
E2A-PBX1	阴性
TEL-AML1	阴性

检测结果为阳性对应的融合基因就是患者的病因,本例就是BCR-ABL融合基因阳性,可采用名为伊马替尼的药物进行治理。使用伊马替尼后,坏细胞逐渐被消灭,BCR-ABL融合基因也就越来越少。但也需警惕BCR-ABL融合基因隐藏太深,所以还要不断地监控BCR-ABL融合基因,表6.2即该患者

治疗过程中BCR-ABL融合基因定量监测的结果。我们主要看的就是第四行的"BCR-ABL/ABL(%)",百分比数值越低治疗效果好,最好为0,说明BCR-ABL融合基因被全部消灭。一般来说,慢性粒细胞白血病患者伊马替尼治疗3个月后该百分比数值小于10%,6个月小于1%,1年后小于0.1%。

表6.2 BCR-ABL融合基因定量监测

检测项目	检测结果
BCR-ABL(拷贝数)	50
ABL(拷贝数)	450 000
BCR-ABL/ABL(%)	0.011

6.6 流式细胞术检测报告怎么看?

6.6.1 关于流式细胞报告的简单概念

流式细胞术:是基于细胞或颗粒光学散射特点和荧光信号差异对单个细胞或颗粒进行统计分析的一种检测方法。简单来说就是用"放大镜"对细胞进行逐个观察鉴别。

流式抗体:是偶联荧光素的抗体,表达某一抗原的细胞与偶联荧光素的抗体特异性结合,经过流式细胞仪检测区时荧光素被激光激发,发射出的荧光信号被接收。它能够把细胞上的标志特点变成不同的光,能被机器"看到"。

流式图:流式仪将接收到的光信号转化为电信号,经计算机转化为数字信号,绘制成图呈现。流式细胞常用二维点图, x 轴表示一个通道的值, y 轴表示另一个通道的值,图中每一点代表一个细胞,该点所对应的横坐标值就是该点所代表细胞的 x 轴通道的值,所对应的纵坐标值就是该点所代表细胞的 y 轴通道的值,它具有易于细胞分群、分类,以及确定比例关系等优点,即流式仪把接收到的信号变成看得懂的"细胞方阵",以清楚显示细胞到底有没有"站错位置"。分析时进行反推:某种荧光信号→某种流式抗体→某种抗原CD→某种细胞。专业检验医生通过不同的颜色就可以知道对应的是什么细胞,细胞是否在其应该站位的队伍中,以及细胞的数量是多是少。

上面提到了抗原CD,其实就是细胞膜表面、胞质和胞核分布的不同抗原物质(被免疫学定义为血细胞分化抗原CD)。不同细胞类型及不同成熟阶段均表达不同抗原CD,就像身份证号码,通过一系列CD组合,最终确定细胞系别及发育阶段。

6.6.2　流式细胞术检测报告

流式细胞术是一项检测技术,是用流式细胞仪检测标本(血液、骨髓和血清中游离蛋白等有形成分)进行的免疫学鉴定给出的检测报告。根据检测目的的不同,可分为诊断性报告(白血病免疫分型、淋巴/浆细胞肿瘤分型、白血病残留监测)和功能性流式报告(淋巴细胞亚群、细胞因子、免疫功能检测)。

6.6.3 白血病免疫分型

简单地说,白血病免疫分型就是检测患者白血病细胞的抗原标志,分析白血病细胞是髓系细胞、B细胞、T细胞还是NK细胞,然后确定白血病类型是急性髓系白血病、B细胞白血病或是T细胞白血病,从而为临床医生的诊断提供免疫层面的依据,并进行精准分型与治疗。

检验医生根据需要目的设计CD组合方案,通过免疫反应及流式细胞测定,分析检测血液或骨髓样本中血细胞中各种CD表达情况,解析出表达不同CD的细胞群,最后确定样本中各种细胞类型及数量构成。健康人群血液样本和骨髓样本各种细胞群体及数量有特定规律和参考范围,而肿瘤细胞常常表现出抗原异常和数量变化,如白血病细胞常跨系别、跨阶段、跨时序或表达白血病干细胞标志等,流式免疫分型可以更好地鉴别正常细胞与肿瘤细胞。因此,流式细胞广泛应用于血液肿瘤检测,帮助白血病免疫分型诊断及治疗后残留白血病细胞的含量鉴定。

总之,白血病患者的整个诊疗过程需要进行多次流式细胞术检测,从最开始的确诊及免疫分型,到病程中治疗效果的监测,以及化疗或者骨髓移植完全缓解后进行微小残留病变检测,都离不开它。白血病患者有必要建立对流式细胞术的基础认知,从而更好地参与并配合临床的诊疗工作。

(陆军军医大学第二附属医院　苟阳,彭贤贵)

6.7　PET/CT检查报告怎么看？

淋巴瘤作为一种常见的淋巴组织恶性肿瘤,主要影响淋巴结、脾脏和骨髓部位。由于其特殊性,需要各种先进的检查手段来辅助其具体情况。其中很重要的一项检查就是PET/CT检查,那么PET/CT检查的原理是什么？该如何正确地使用PET/CT检查进行精准检查？又该如何正确理解PET/CT检查报告中文字？

6.7.1　PET/CT检查非常准确

PET/CT检查是一种综合影像学检查技术,由两个部分组成,一部分是正电子发射断层扫描(PET),一部分是X射线计算机断层成像(CT)(图6.10)。在寻找癌细胞的时候,我们不可能一个细胞一个细胞地去检查,需要有快速区别的方法才能做到有的放矢。

PET就利用人体内不同类别细胞代谢速度差异较大,放射性示踪剂可以很好地追踪这样的代谢速度差异;加上CT影像可以将这样代谢速度不同的细胞在高分辨率的解剖结构图像上显示出来。这使得PET/CT检查具有高灵敏度和特异度,可以有效鉴别淋巴瘤病灶和其他病变,全面评估淋巴瘤的侵犯情况,有助于确定病变累及范围,进行准确的临床分期。

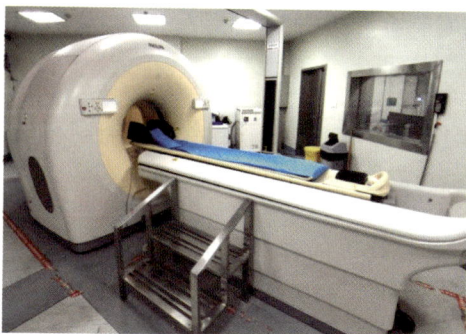

图6.10　PET/CT检查设备

6.7.2　淋巴瘤需要PET/CT检查进行准确判断

因为淋巴瘤的特殊性,在诊疗时需要结合以往病史、现有病况、常规检查和影像学检查多个方面,进行综合性判断,方可在复杂的信息中抽丝剥茧,进行确诊。PET/CT检查因其高灵敏度和特异度,可以在淋巴瘤的诊断和分期、疗效评价、预后评估中提供准确的检查结果。

首先,PET/CT检查通过检测病变的标准化摄取值(SUV)和影像表现,辅助医生了解淋巴瘤的活跃程度和病变范围,对淋巴瘤的侵袭性和分期进行准确地判断,帮助医生确定最佳的治疗方案。

其次,PET/CT可以提供定量或半定量指标,帮助医生更准确地判断治疗效果。通过比较治疗前后的PET/CT影像,可以评估病灶的变化情况。病灶活动度减少或消失,则说明治疗有效;若病灶活动度增加或范围扩散,则需要调整治疗计划。

最后,通过分析淋巴瘤病变的影像学表现,医生可以预测患者的生存期、复发率和转移风险。这对制定后续治疗和随访方案非常重要,能够帮助医生更好地掌握病情并做出相应决策。

6.7.3　PET/CT的检查过程

PET/CT检查的过程很简单,根据核医学科指导流程操作即可(图6.11)。但需要注意检查前和检查后的相关事项。

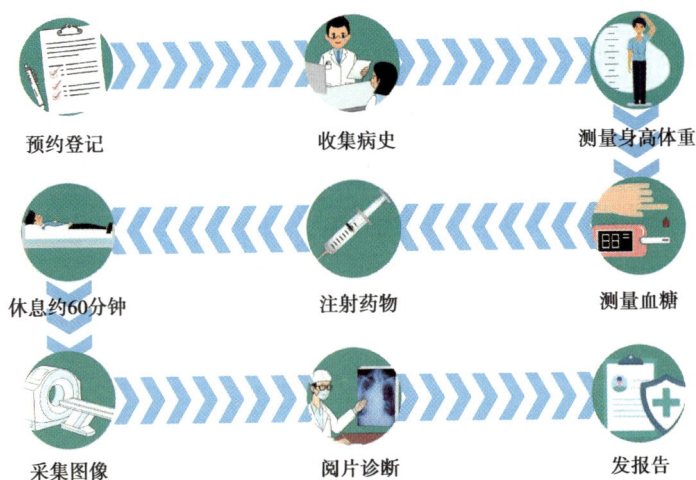

预约登记　　收集病史　　测量身高体重

休息约60分钟　　注射药物　　测量血糖

采集图像　　阅片诊断　　发报告

图6.11　PET/CT检查流程图

检查前注意事项:需进行合理预约,在确定需要进行PET/CT检查后,携检查申请单去核医学科进行预约登记,确认检查时间。需要禁食,检查前6小时停止进食,避免食物对葡萄糖代谢的干扰。补充足够水分,促进放射性示踪剂在体内的代谢,减少血液中的本底水平,提高检查的准确性。

检查后注意事项:多喝水,促进示踪剂排出体外。因示踪剂有一定放射性,所以 24 小时内适当远离人群,降低辐射影响。

6.7.4　PET/CT检查报告的内容

PET/CT检查结束后,我们会拿到一份具体的诊断报告和影像图像。诊断报告包括基本信息、检查所见、影像诊断等(图6.12)。基本信息又包括患者的姓名、性别、年龄、ID号、检查日期和临床诊断等内容。

检查所见一般会按从上至下的解剖结构依次进行描述。关键病灶会描述它的部位、数量、大小、形态、边缘、密度、SUV值、与周围组织的关系等影像特征,有时还会通过加粗字体或加下画线的形式突出重点内容。

影像诊断一般按照先主后次的意见依次列出,必要时会结合患者之前的PET/CT检查结果或其他检查检验结果提出合理的诊断意见。

影像图像通常包括全身最大密度投影图(MIP图)、颅脑断层融合图像、脊椎矢状位断层融合图像、重点病灶的多方位展示图像。在PET图像中,颜色的深浅一般代表体内糖代谢的活跃程度,这与病灶的SUV值直接相关。CT图像则展示详细的解剖结构,帮助医生观察病灶的影像特征(图6.13)。

姓名： 性别： 年龄： ID号：

科别： 床号： 住院号：

身高： 体重： 注射药物：

检查项目：肿瘤全身 PET/CT显像 剂量： 注射部位：

血糖： 申请医生： 检查日期：

临床诊断：霍奇金淋巴瘤

检查方法及所见：

禁食状态下，静脉注射F-FDG，安静休息约60分钟后行PET/CT显像。

大脑、脑干及小脑形态、大小正常，脑实质未见异常密度影，脑室、脑沟、脑裂、脑池无明显增宽，脑中线结构居中。PET示双侧额顶颞枕叶、基底节、丘脑、小脑放射性分布基本对称，未见明显放射性摄取异常增高或减低灶。

眼环壁完整，眼球内未见异常密度灶，眼外肌、视神经未见增粗及异常变细，眶内脂肪间隙清晰，眼眶壁骨质未见异常。鼻咽后壁软组织对称、无增厚，咽隐窝及咽鼓管开口无变窄，咽旁间隙清晰，双侧上颌窦、筛窦、蝶窦充气良好，粘膜无增厚，甲状腺形态、大小、密度未见异常。双侧颈部及左侧锁骨区可见淋巴结稍增大，较大者大小约1.18cm×1.11cm，PET示放射性摄取增高，SUVmax：3。PET示眼部、鼻咽部、咽旁间隙、甲状腺未见放射性摄取异常增高灶。双侧胸廓对称，气管居中，双肺纹理增多，纵隔左侧可见片状软组织密度影，大小约3.03 cm×3.43cm，PET示放射性摄取稍增高，SUVmax：1.9。右肺实质未见异常密度影。纵隔及左侧腋窝可见多个淋巴结稍增大，较大者大小约1.83cm×1.32cm，PET示放射性摄取稍增高，SUVmax：2.1。双侧肺门未见肿大淋巴结。食道无明显扩张，管壁未见明显增厚。心脏外形如常。双侧胸腔未见积液，胸膜及胸壁软组织未见异常。双侧乳腺未见占位。PET示右肺野内、双侧肺门、食管、右侧腋窝未见放射性摄取异常增高灶。

肝脏形态、大小正常，肝内未见异常密度灶，肝内外胆管无扩张，胆囊形态、大小无特殊。胰腺形态、大小、密度未见异常，胰管未见扩张，周围脂肪间隙清晰。脾脏形态、大小、密度如常。胃壁及各段肠壁未见明显增厚。双肾及肾上腺轮廓清楚，周围脂肪间隙清晰。肾实质未见异常密度影，肾盂、肾盏无扩大，双侧输尿管走形、分布无异常。腹腔及腹膜后未见积液及肿大淋巴结。PET示肝脏、胆囊、胰腺、脾脏、双肾及双肾上腺内放射性分布均匀，胃内无放射性摄取异常增高区，肠道呈条状放射性摄取，腹腔及腹膜后未见放射性摄取异常增高灶。(纵隔血池SUVmax：1.8，肝脏血池SUVmax：3)

膀胱充盈良好，壁不厚，其内未见明显异常密度影。子宫内节育环，双侧附件区未见占位，直肠无特殊改变。盆腔内未见积液，盆腔及双侧腹股沟区未见肿大淋巴结，PET示膀胱、子宫及盆腔内放射性分布均匀，盆腔及双侧腹股沟区未见放射性摄取异常增高灶。

影像诊断：

1.淋巴瘤化疗后，纵隔左侧软组织影，FDG代谢稍增高，与2020-04-16 PET/CT显像比较病灶明显缩小，活性减低。

2.双侧颈部、左侧锁骨区、左侧腋窝、纵隔淋巴结稍增大，FDG代谢稍增高，与2020-04-16 PET/CT显像比较病灶明显缩小，活性减低。

图6.12 PET/CT诊断报告文字内容

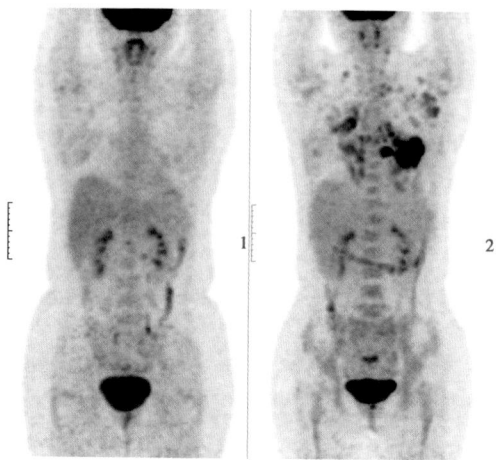

图6.13　霍奇金淋巴瘤PET/CT诊断报告影像图像

（左图：治疗后MIP图；右图：治疗前MIP图）

治疗前横膈上方多个淋巴结区域1F-FDG代谢明显增高，反映肿瘤糖代谢旺盛，生长速度快，具有较高的侵袭性。治疗后横膈上方原淋巴结区域的异常高代谢转为正常，病情明显缓解。

6.7.5　如何对待PET/CT检查的辐射？

示踪剂有一定放射性，那么诊断剂量的示踪剂会不会对人身体造成损害？答案是否定的。PET/CT检查虽然涉及辐射，但是现代医学已经非常注重减少辐射剂量了。据报道，一次全身PET/CT检查的有效剂量约为20毫西弗（mSv），相当于一次全腹增强CT的有效剂量。相较于PET/CT检查对淋巴瘤诊治带来的益处而言，这些辐射剂量几乎可以不用担心。同时,PET/CT所用放射性示踪剂的物理半衰期通常很短(半衰期一般短于2个小时),加上生物半衰期的叠加作用,只需1天时间体内的放射性示踪剂即消耗殆尽,对周围人群也几乎不会造成影响。

综上所述,PET/CT检查在淋巴瘤的诊断和分期、疗效评估及预后预测方面扮演了关键角色。其独到之处在于能全面捕捉全身信息,并深入解析病变的代谢与结构特征,助力医生精准诊断,为患者治疗方案的制定提供了科学依据。我们积极倡导淋巴瘤患者与医生之间开展充分交流,携手运用PET/CT检查,以期更深入地认识淋巴瘤,实现更有效的病情管理。

(陆军军医大学第二附属医院 张松)

6.8 超声快速判读淋巴结异常

众所周知,无痛性淋巴结肿大是血液系统疾病的典型临床表现之一。通常表现为在身体表面,如颈部、腋窝或腹股沟等区域触摸到疑似肿大的硬质结节。

而对于血液病患者来说,遇到这种问题需要提高关注,告知临床专科医生进行超声排查,来确定淋巴结肿大及回声异常判读是否侵犯淋巴结,防止疾病失控,甚至恶化。

那我们该如何通过报告来快速了解淋巴结病变情况呢?下面将通过一些病例来给大家进行讲解,供大家与自己的超声报告对比查看。

6.8.1　正常淋巴结超声图像特点

正常浅表淋巴结的超声表现为:二维超声显示淋巴结外形呈长条形或卵圆形,正常的下颌下淋巴结以及腮腺淋巴结趋向于圆形。淋巴结包膜呈中高回声(亮度高呈白色),位于淋巴门的一侧凹陷,对侧膨凸。淋巴结边缘的低回声(亮度偏低呈灰色)为皮质,皮质主要为实质性组织,组织学证实是由淋巴小结所构成。淋巴结中央可见一条索状高回声,与周围软组织相连[①]。

是不是听起来很复杂,大家可以通过图片来进行对比(图6.14):

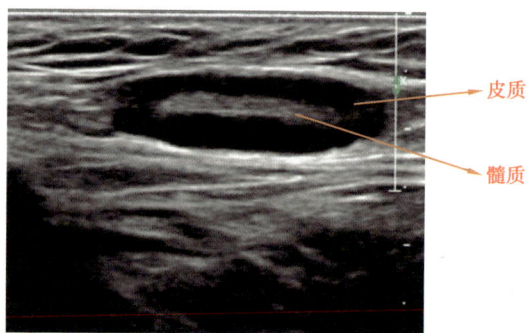

→ 皮质

→ 髓质

图6.14　二维超声显示正常淋巴结

综上所述,正常淋巴结形态呈椭圆形,皮髓质分界清晰,皮质呈低回声(周边环状灰黑色区域),髓质呈高亮回声(中央灰白色区域)。

---

① 淋巴结的血管结构正常情况下无法显示,当淋巴结有病理改变,血供增加,血管扩张后,可以显示为管道结构。

6.8.2 淋巴瘤、多发性骨髓瘤等恶性淋巴结肿大的超声表现

淋巴瘤细胞起源于结内,并以"离心"方式向外生长,故彩色多普勒血流成像(CDFI)可见淋巴结内血流信号丰富,门部血管呈粗大主干状,从主干血管发出许多分支伸向髓质和皮质,分布于整个淋巴结,内部血流混乱、血流异常丰富。主要表现为包膜边缘或周边血流(边缘型,图6.15)、混合网状血流(边缘+中央型,图6.16)和多中心血流,常提示高度恶性,而中央型伴有或无放射状分支时,常提示低度恶性。

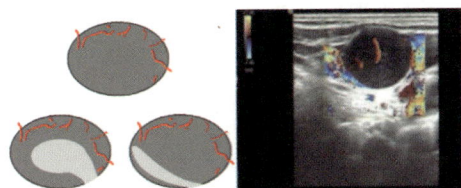

图6.15 淋巴结血流边缘型

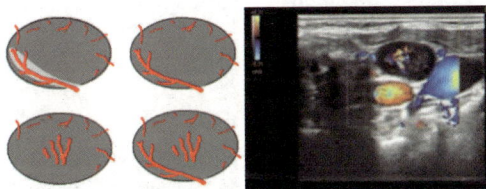

图6.16 淋巴结血流边缘+中央型

下面将给大家展示两个典型病例和报告

病例1:颈部淋巴结肿大,活检证实为淋巴瘤(图6.17、图6.18)。

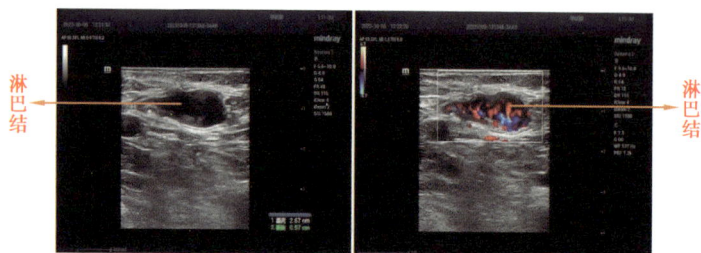

图6.17　颈部淋巴结超声图像

左图：二维超声显示淋巴结增大，短径增大，包膜欠光整，淋巴门消失，内部实质呈不均匀网状。

右图：CDFI示血流信号较丰富，血管走行紊乱，呈混合型血流。

姓名：.	性别：女	年龄：77岁	患者ID：

临床诊断：淋巴结肿大原因待查：MM？
检查项目：颈部、腋窝、腹股沟彩超；
申请科室：血液科门诊　　　　申请医生：　　　　申请日期：2023-10-07

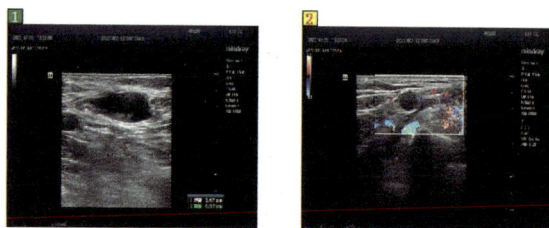

检查所见：右侧锁骨上窝可见2-3个低回声结节，较大者0.73cm×0.59cm，形态规则，边界清晰，呈类圆形，未见明显淋巴门，CDFI可见点彩状血流信号。
左侧颈部未见明显异常肿大淋巴结。
右侧腋窝可见2个低回声结节，较大者大小约2.67cm×0.97cm，形态规则，边界清晰，皮质增厚，淋巴门呈偏心分布，CDFI可见丰富血流信号。
左侧腋窝可见2-3个低回声结节，较大者大小约1.6cm×0.92cm，形态规则，边界清晰，皮质增厚，淋巴门呈偏心分布，CDFI可见丰富血流信号。
双侧腹股沟均未见明显异常肿大淋巴结。

诊断：右侧锁骨上窝及双侧腋窝淋巴结肿大，结构异常，建议必要时超声引导下穿刺活检。

图6.18　超声报告单

病例2:右侧腹股沟区包块,证实为滤泡性淋巴瘤(图6.19、图6.20)。

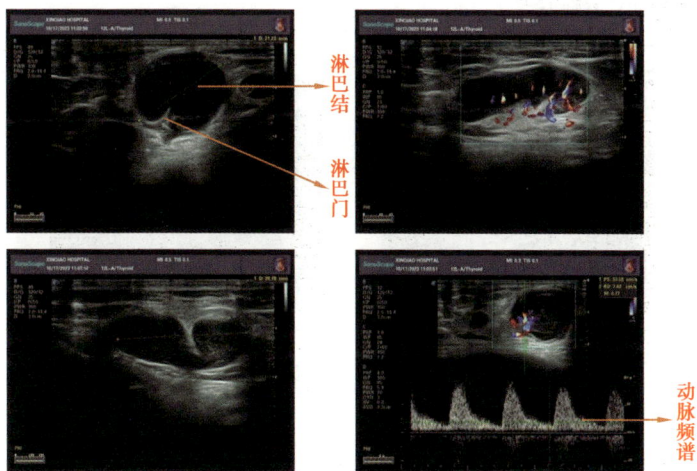

图6.19 腹股沟区包块超声图像

上左:二维超声示右侧腹股沟淋巴结肿大、类圆形,内部呈低回声,淋巴门偏移。

上右:CDFI示内部呈丰富的血流信号。

下左:二维超声示肿大淋巴结长径约28 mm,内部呈筛网状。

下右:频谱多普勒示淋巴门部型动脉血流,阻力指数增高。

姓名:	性别:女	年龄:49岁	患者ID:

临床诊断： 腹股沟包块
检查项目： 腹股沟彩超
申请科室： 普通外科门诊　　　申请医生：　　　　　申请日期:2023-10-16

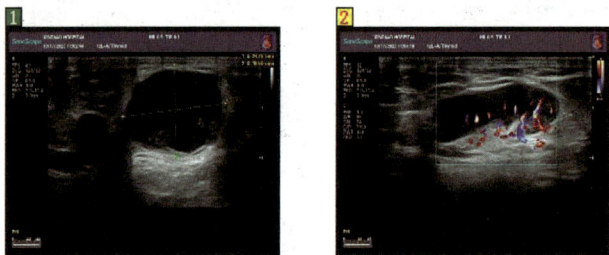

检查所见：
　　双侧腹股沟均可见数个低回声结节，右侧较大者约2.4cm×1.8cm×2.1cm，左侧较大者3.0cm×1.2cm×2.8cm，形态规则，边界清晰，CDFI可见较丰富血流信号。动脉流速7.6-33.5cm/s，RI0.77。

诊断:双侧腹股沟多发性低回声结节，考虑肿大的淋巴结，血流阻力指数增高，建议穿刺活检。

图6.20　超声报告单

综上所述，超声在评估淋巴结肿大时，能依据淋巴结的形态、结构特征、内部回声及血流模式进行准确鉴别。当超声显示淋巴结增大且形态趋于圆形，淋巴门结构消失，并伴有彩色血流成像上混合型丰富血流信号时，结合患者的血液系统疾病史，应高度怀疑淋巴瘤、多发性骨髓瘤等疾病的可能性（在必要时，可采用超声引导下的粗针穿刺活检以确诊）。

相反，若上述特征不明显，则更倾向于考虑常见的良性原因，如反应性增生和淋巴结炎等。

（陆军军医大学第二附属医院　徐亚丽，荣亚妮）

6.9　淋巴瘤的快速诊断方法

淋巴瘤是一组起源于淋巴结或其他淋巴组织的造血系统恶性肿瘤，因其特殊性，一旦确诊即为恶性。我们常见的淋巴瘤主要表现为无痛性、进行性的淋巴结肿大，同时还伴有肝脾肿大。淋巴瘤晚期还会出现发热、贫血、恶病质等全身表现。

绝大多数淋巴瘤为非霍奇金淋巴瘤，占全部恶性淋巴瘤93%~94%，少部分为霍奇金淋巴瘤，占全部恶性淋巴瘤6%~7%。淋巴瘤作为常见的恶性肿瘤之一，发病数量较多，据统计，男性非霍奇金淋巴瘤发病率和死亡率均居全部恶性肿瘤第10位，女性非霍奇金淋巴瘤发病率和死亡率均未进入全部恶性肿瘤的前10位。

这样的淋巴瘤该如何诊断，如何区分其良恶性，具体分类又是如何？请看下面的讲解。

6.9.1　淋巴瘤如何诊断？

总结为一句话：淋巴瘤可以通过临床检查、影像检查等方式来进行基本诊断。但如果需要确诊，必不可少的方式就是组织活检。

根据不同部位，处理的方式会有较大不同。淋巴结部分，怀疑是淋巴瘤的，会进行常规切取，取出较大淋巴结进行确认；皮肤及其他淋巴结外部分，怀疑是淋巴瘤的，会进行组织活检或穿刺活检；胃肠道、鼻咽部、呼吸道部分，可以使用内镜进行检查和组织活检;胸腔、盆腔、腹腔等部位,可以进行腔镜检查和组织活检(必要时也可通过手术取病理组织)。

所有的活检组织都会经过固定、取材、切片、HE染色等一系列实验室处理,在显微镜下仔细观察,结合必要的免疫组化、原位杂交、荧光原位杂交、BCR及TCR基因重排等辅助手段,并结合临床信息,即可明确诊断是良性、交界性或是恶性淋巴组织增殖性病变。

6.9.2　怎样区分淋巴组织增生的良恶性?

淋巴瘤均是恶性,那么淋巴瘤的"前置条件"——报告里常见的淋巴瘤组织增生又该如何进行鉴定呢? 首先要知道,淋巴组织增生性病变良恶性鉴别诊断复杂且困难,被认为是临床病理学的两大诊断难点之一,良性淋巴组织病变不需要放化疗,而恶性淋巴瘤有多种不同的临床表现和类型。一类生长较缓慢的淋巴瘤被称为惰性淋巴瘤,另外一些进展迅速的淋巴瘤被称为侵袭性淋巴瘤,还有一类患者起初为良性或惰性淋巴组织增殖性改变,随着疾病的发展,可转化为侵袭性淋巴瘤。

因此,淋巴瘤不是单独的疾病,而是包括非常多的病理亚型。根据2017年世界卫生组织淋巴造血系统肿瘤和急性白血病的分类系统,其中成熟B细胞淋巴瘤能分出的亚型有51种,成熟的T及NK/T细胞淋巴瘤能分出的类型有29种,此外还包括霍奇金淋巴瘤、移植后淋巴增生性疾病、组织细胞及树突细胞肿瘤、急性白血病等,共有一百多种。到底应该采用哪种具体方法或者哪些药物,其决定性因素是这个肿瘤的具体病理类型,因此病理学检查是诊断淋巴瘤的"金标准"。

6.9.3　淋巴瘤的分类

自 2001 年淋巴瘤分类至今,分类方法已经更新到第五版。目前淋巴瘤分为 8 个大类,包括髓系增殖和肿瘤、髓系/淋系肿瘤以及其他系别不明白血病、组织细胞/树突细胞肿瘤、B 细胞淋巴增殖性疾病和肿瘤、T 细胞淋巴增殖性疾病和肿瘤、NK 细胞肿瘤、淋巴组织间质来源的肿瘤、遗传性肿瘤综合征。

临床常见类型主要分为霍奇金淋巴瘤及非霍奇金淋巴瘤。霍奇金淋巴瘤的特征是 Reed-Sternberg 细胞的存在,这些细胞是已成为恶性的成熟 B 细胞。相反,非霍奇金淋巴瘤可以源自 B 细胞或 T/NK 细胞。

①霍奇金淋巴瘤。霍奇金淋巴瘤是一种独特的淋巴系统恶性疾病,男性患者多于女性。发病年龄在欧美国家为两个年龄段多发,分别在 15~39 岁和 50 岁以后;而包括中国在内的东亚地区,发病年龄多在 30~40 岁。

病理上表现为在炎症细胞背景中散在异型大细胞,如 Reed-Sternberg(R-S)细胞及变异型 R-S 细胞(图 6.21)。霍奇金淋巴瘤分为结节性淋巴细胞为主型霍奇金淋巴瘤和经典型霍奇金淋巴瘤,经典型霍奇金淋巴瘤分为4种组织学亚型,即结节硬化型、富于淋巴细胞型、混合细胞型和淋巴细胞消减型。

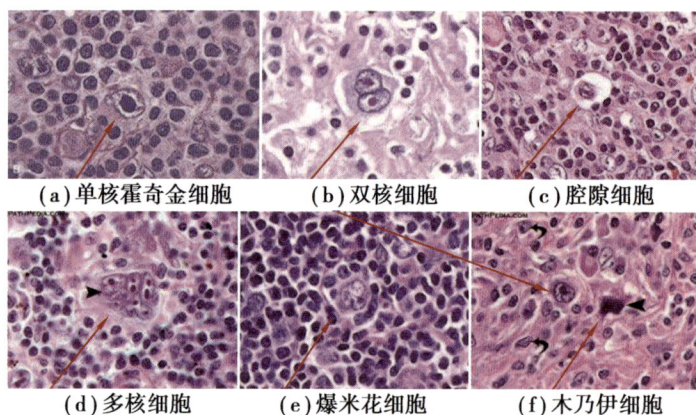

(a) 单核霍奇金细胞　(b) 双核细胞　(c) 腔隙细胞

(d) 多核细胞　(e) 爆米花细胞　(f) 木乃伊细胞

图6.21　各种霍奇金淋巴瘤细胞

②非霍奇金淋巴瘤。非霍奇金淋巴瘤主要分为B细胞起源淋巴瘤、T细胞起源淋巴瘤、NK/T细胞起源淋巴瘤,各亚型预后大不相同。而根据肿瘤细胞进展快慢又分为两类:惰性和侵袭性。

惰性淋巴瘤,顾名思义就是生长速度缓慢,很多患者甚至无须化疗,即能获得相当好的预后,主要包括滤泡性淋巴瘤I-IIIa、边缘区淋巴瘤、淋巴浆细胞性淋巴瘤。肿瘤细胞生长与扩散速度缓慢,没有明显体征与症状。

而侵袭性淋巴瘤则进展较快,主要包括弥漫性大B细胞淋巴瘤、间变性大细胞淋巴瘤、套细胞淋巴瘤、外周T细胞淋巴瘤,以及非特指型(NOS)等。肿瘤细胞生长与扩散速度较快,并伴有严重体征、症状。但并非所有侵袭性淋巴瘤预后都不容乐观。

非霍奇金淋巴瘤中以弥漫大B细胞淋巴瘤最为常见,是一种侵袭性淋巴瘤,但弥漫性大B细胞淋巴瘤是高异质性肿瘤。通过免疫表型及遗传学分析发现,除了少部分具有复杂分子改变和核型的弥漫大B细胞淋巴瘤,大部分预后相对较好,60%的患者可以通过一线化疗治愈。

6.9.4　淋巴瘤病理检查中必要的辅助检查

随着淋巴瘤分类的不断更新,个性化治疗手段的不断突破,单纯靠形态学无法精确诊断和分型,因此,必要的免疫组化等蛋白及分子检测手段有助于淋巴瘤患者在治疗和预后评估中获益。

①免疫组织化学:利用抗原、抗体特异性结合反应来检测组织中有无特定抗原表达的组织化学染色方法。作为一种不可或缺的重要辅助检查手段,对鉴别淋巴瘤与反应性淋巴组织增生、判断肿瘤细胞类型、评估遗传学改变、指导靶向治疗、预后判断以及微小病变的监测等方面都具有极其重要的意义及作用。

②荧光原位杂交:可以发现特定的染色体断裂、易位以及缺失或扩增等,对特定染色体异常相关淋巴瘤的辅助诊断有指导意义,已经广泛应用于淋巴瘤患者的辅助诊断及鉴别诊

断、疾病预后评估和指导靶向治疗等方面[1]。

③T/B细胞基因重排：99%的B细胞淋巴瘤和94%的T细胞淋巴瘤分别伴有免疫球蛋白基因和T细胞受体基因的克隆性重排，因此免疫球蛋白基因或T细胞受体基因克隆性重排的分子检测可作为克隆性分析的方法之一。基因重排结果呈多克隆性通常提示为淋巴细胞反应性增生，而单克隆性则通常提示为肿瘤性增生。这一特性可以用于辅助鉴别淋巴细胞增生的良恶性，同时也可以用于检测治疗后的微小残留病灶[2]。

④显色原位杂交检测 EBV（EBER）：EB病毒（Epstein-Barr Virus，EBV）为双链DNA病毒，属于疱疹病毒科淋巴滤泡病毒属，病毒在上皮细胞中复制，并长期潜伏于淋巴细胞中，90%以上的成人都有病毒抗体。EBV感染可表现为增殖性感染和潜伏性感染。淋巴细胞核内的EB病毒mRNA（即EBER）阳性细胞大小、数量、分布、是B细胞还是T/NK细胞对于准确判断病变良恶性非常关键（图6.22）。

---

① 伯基特淋巴瘤相关的 t(8;14)易位以及 t(2;8)或 t(8;22)易位、滤泡性淋巴瘤相关的 t(14;18)易位、黏膜相关淋巴组织结外边缘区淋巴瘤相关的 t(11;18)易位、套细胞淋巴瘤(mantle cell lymphoma,MCL)相关的 t(11;14)易位以及双打击或三打击高级别 B 细胞淋巴瘤相关的 MYC(8g24)、BCL2(18g21)和 BCL6(3g27)重排等。

② 基因重排结果呈多克隆性通常提示为淋巴细胞反应性增生，而单克隆性则通常提示为肿瘤性增生。这一特性可以用于辅助鉴别淋巴细胞增生的良恶性，同时也可以用于检测治疗后的微小残留病灶。需要注意的是，检测结果显示单克隆性，并不代表一定是肿瘤，一些良性或病毒感染性病变也可以表现出单克隆性增生，因此，病理诊断需要结合形态和免疫表型综合进行评判。

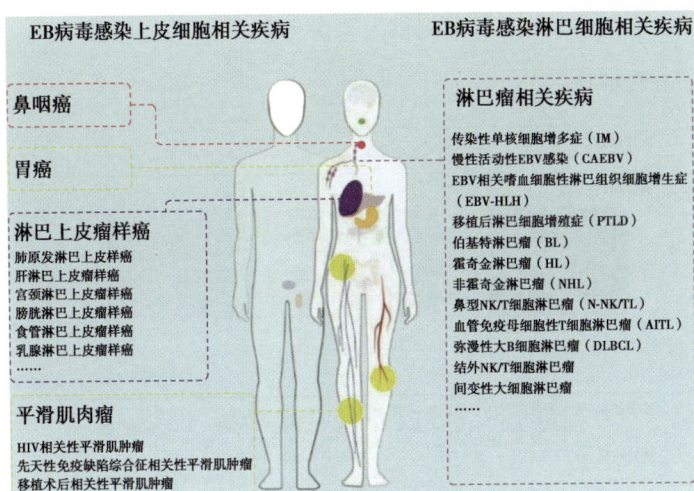

图6.22 EB病毒感染相关疾病

6.9.5 淋巴瘤病理诊断报告

淋巴瘤病理诊断报告内容主要包括患者的基本信息、标本的大体描述、病理图片、特检结果和病理诊断。

标本的大体描述是对取材形状的客观描述,表明病理医生看到的是一个什么样的组织块,并以此为载体做出的病理诊断。

病理切片主要是对观察的组织部位进行拍摄,得到图片,以直观地表现病变的部位和特征。

特检结果是在形态学观察的基础上,添加的免疫组化、特殊染色以及对某些基因所做的原位杂交检测,为形态学判断的结果提供免疫或基因层面的支持,是组织病理精准分型的重要手段。

下面将发布2份案例供大家参考。

病理报告1：

大体描述：
灰白色结节两枚，直径0.5-1.8cm，大者对剖，全送。

病理图片：

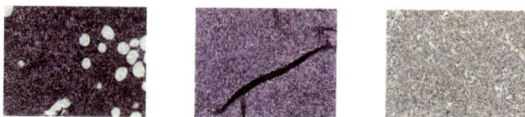

CD20(弥漫+)

病理诊断：（左颈部淋巴结）淋巴组织增殖性病变，建议免疫组化进一步检查。
免疫组化及分子病理后补充报告：（左颈部淋巴结）弥漫性大B细胞淋巴瘤，GCB型（高级别B细胞淋巴瘤，双打击淋巴瘤，C-MYC和BCL-6基因重排）

特检结果：[2]免疫组化：CD3(背景+)，CD43(背景+)，CD20(弥漫+)，CD10(+)，BCL-2(部分弱+)，CD21(FDC网破坏)，MUM1(-)，CD5(-)，CyclinD1(+)，C-myc(约60%+)，Ki-67(80-90%+)，EBER-ISH(-)，BCL-6(部分弱+)。
补：SOX-11(-)；分子病理：FISH检测结果：BCL2基因断裂检测：阴性-；BCL6基因断裂检测：阳性+；MYC基因断裂检测：阳性+。

病理报告2：

临床诊断： 右顶病灶，转移瘤？
检查项目： 手术标本检查与诊断;免疫组化测定单克隆抗体;组织病理EB病毒检测;组织病理FISH分子检测;
申请科室： 神经外科病区　　　　**申请医生：**　　　　**申请日期：**2021-11-24

大体描述：
冰冻描述见冰冻报告单。
再送：灰白灰红色碎组织一堆，体积2x1.5x1cm，质软，全送。

病理图片：

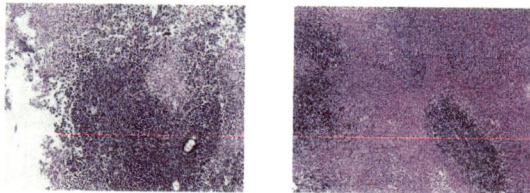

特检结果：
免疫组化：GFAP-，S-100-，Ki-67 90%，CD3-，CD20+，CD10+，BCL-2灶性+，BCL-6+，CD30-，PLAP-，SALL-4-，EMA-，MelanA-，HMB45-，CD56-，MUM1+，C-myc约30%，CD5-。
原位杂交：EBER-。
FISH检测结果：BCL2、BCL6、MYC断裂探针检测阴性。

病理诊断：冰冻+再送（右侧顶部肿瘤）：恶性肿瘤，待免疫组化进一步检查。
补充报告:分析初步免疫组化结果，支持高侵袭性B细胞淋巴瘤，待进一步免疫组化及FISH检测分型。
整合报告：分析免疫组化、原位杂交及FISH检测结果，支持弥漫性大B细胞淋巴瘤，GCB型（高级别B细胞淋巴瘤，非特指）。

综上所述,淋巴瘤的诊断当前主要依赖于病理诊断。病理诊断报告是在综合考量患者的临床症状、体征以及免疫功能状态(包括用药史、感染情况、移植病史和自身免疫性疾病史等因素)的基础上做出的。对于通过活检或穿刺获取的组织标本,医生利用显微镜观察,结合形态学、免疫表型分析、遗传学及分子生物学等多种手段进行综合评估。

在此过程中,血液科医生与患者保持密切沟通与互动,以解决活检组织信息有限、可能需要再次活检以及病理诊断与临床表现不符等问题。最终,这些综合信息将用于形成淋巴瘤的精确诊断,从而为患者的个性化治疗及预后评估提供可靠依据。

(陆军军医大学第二附属医院　刁鑫伟)

6.10　人工智能:血液病诊断新篇章

近年来,随着科技的进步,大数据、互联网、算法等技术得到了飞速发展,人工智能(Artificial Intelligence,AI)在医学领域的应用日益广泛,尤其在血液病实验诊断方面,AI技术正逐步改变传统的诊断模式,为患者提供更加精准、高效的医疗服务(图6.23)。

大家通常认为的血液病,包含一切涉及造血系统、血液的疾病,如白血病、淋巴瘤、贫血等。这些疾病"变化多端",很难像其他疾病一样可以通过单一检查进行诊断,往往需要综合临床表现、细胞形态学、骨髓活检、流式细胞学、细胞遗传学和分子生物学等多个学科的综合判断，才能进行精确的诊断（图6.24）。

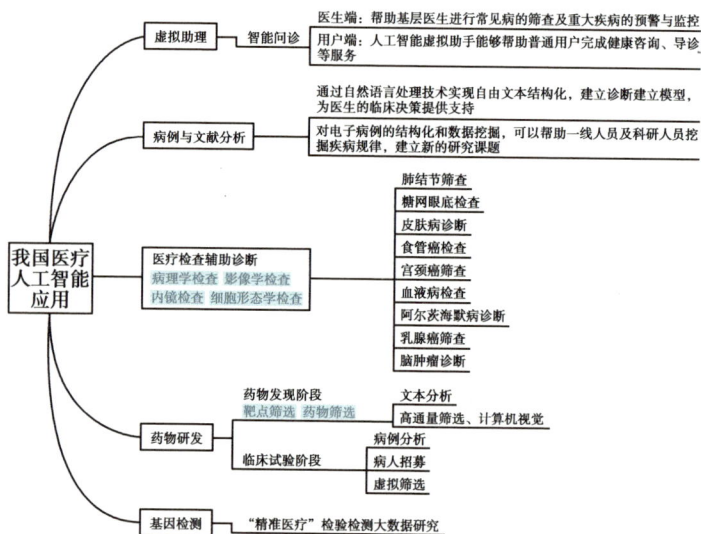

图6.23　人工智能在医学领域的应用范围

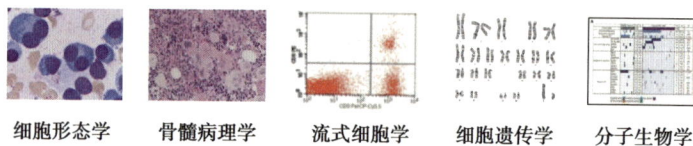

| 细胞形态学 | 骨髓病理学 | 流式细胞学 | 细胞遗传学 | 分子生物学 |

图6.24　血液病人工智能辅助诊断的领域

因此，在诊断过程中对血液、骨髓、细胞形态等会进行大量筛查和分析，耗时较长且存在一定的误诊率。而人工智能的出现，极大地提高了效率，降低了错误率，让诊断可以更快更准；也让更多偏远地区的患者，在不需要舟车劳顿的情况下也可体验到最先进、准确和高效的诊疗（图6.25）。

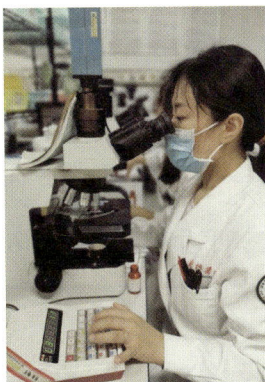

图6.25　人工分类计数骨髓细胞场景

6.10.1　快而准

　　骨髓涂片和外周血涂片细胞形态学检查是诊断血液系统疾病的不可缺少的方法之一。骨髓涂片由医生通过肉眼在显微镜下进行识别各种血细胞,消耗时间长,主观性较强、准确定量差,分析区域少,不仅需要医生具有超高的分辨能力,还需要熟悉各种疾病特点特别是罕见疾病(图6.26)。

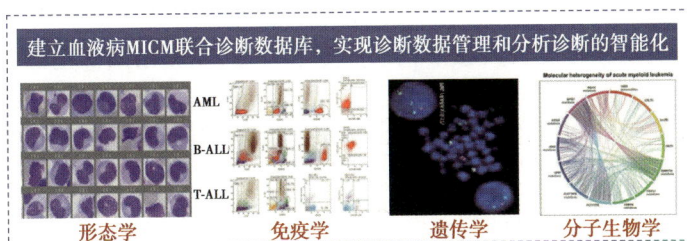

图6.26　综合诊断图

　　人工智能则可以通过卷积神经网络算法对骨髓细胞或血

液细胞图像进行自动识别,直接从中筛选出急性淋巴细胞白血病和正常骨髓涂片,准确率可达97.8%[1];或是准确分辨外周血白细胞种类,并对异形红细胞或特殊白细胞警示,效率是人类的近千倍,且准确率可达95%以上[2]。同时,在细胞遗传学的识别上,准确分类率可达到93.8%[3](图6.27)。

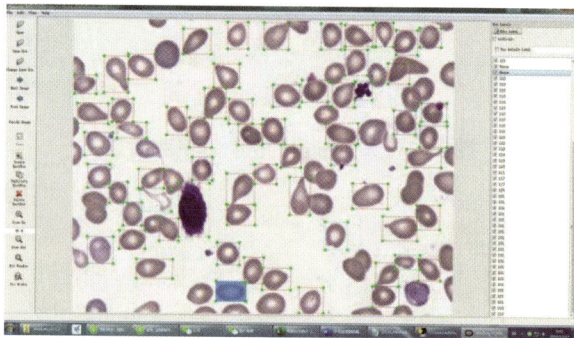

图6.27　人工智能自动识别细胞界面

6.10.2　跨时间/跨距离的精准诊疗

许多患者难以找到高效、属实和经济的治疗方法,选择在当地就诊还是去大城市找顶尖专家就诊,一直以来都是困扰

---

[1] 在2018年时,Höllein和Ko,前者通过对B细胞淋巴瘤患者和健康对照的数据分析,准确率达到97.8%,后者收集分析急性髓系白血病和骨髓异常增生综合征的数据,其分析一个数据仅需7秒,准确率达84.6%以上。

[2] 检验医生读片的时间一般辨识500个细胞需要10～30分钟,而人工智能识别500个细胞只需要1秒钟,且常见的血细胞识别率在95%以上。

[3] 2019年Hu等通过对22对常染色体、X染色体和Y染色体进行特殊处理,分类准确达到93.8%。

着患者的难题。患者在当地就诊会担心诊断不够及时、准确；找顶尖专家诊断又担心会遇到"就诊难、出行难、花销大"的问题。

而人工智能这一技术的出现，则改变了这一难题。基于人工智能的"快而准"，许多辅助检查已经不再需要到上级医院排队去做复杂的筛检，而可以在当地进行检查并进行分析，实时提供血细胞分类数据，同时将检测结果通过网络进行远程会诊，得到上级医院专家的分析和诊疗，让偏远地区的患者"足不出户"，不用长时间的等待，就可以享受到顶尖专家的诊断和治疗建议（图6.28）。

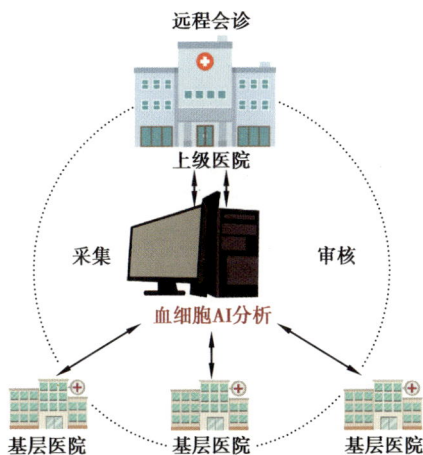

图6.28　AI远程会诊示意图

人工智能的强大之处远不止在辅助诊断，它还可以结合临床表现和实验室一系列检查数据明确诊断，分析患者的基因型、病程病况等，形成人工智能综合诊断意见，辅助医生明确诊断血液系统疾病,并提出相应的治疗方法和后续的康复方法。还有部分人工智能已经可以结合患者以往病史、用药史、敏感史等信息,及时给出药物剂量建议,制定出符合每一位患者的个体化诊疗方案,在保证治疗效果的同时,降低患者的时间成本和治疗成本。

人工智能的快速迭代和迅猛发展,让其在血液病诊断中的应用前景越来越广阔,每一位患者都可以充分享受人工智能带来的便利。我们相信,在不久的将来,人工智能将在血液病诊断领域发挥出更加重要的作用,为更多的患者带来希望和光明。

(陆军军医大学第二附属医院　彭贤贵,

北京大学第一医院　王建中)